T0275093

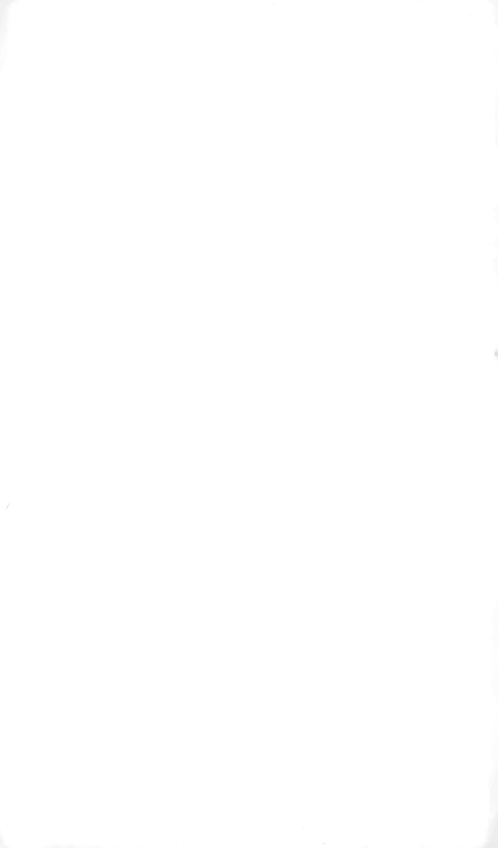

Plantas
que cambiarán tu vida

EMILIO SALAS

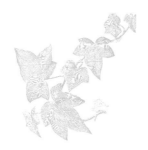

© 2023, Emilio Salas
© 2023, Redbook Ediciones, s. l., Barcelona
Diseño de cubierta: Regina Richling
Diseño interior: Primo Tempo

ISBN: 978-84-9917-712-0
Depósito legal: B-10.584-2023
Impreso por Andalusí Gráficas Polígono Ind. Zárate Camino
Nuevo de Peligros s/n 18210 Peligros (Granada)

Impreso en España - *Printed in Spain*

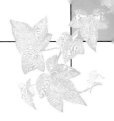

Índice

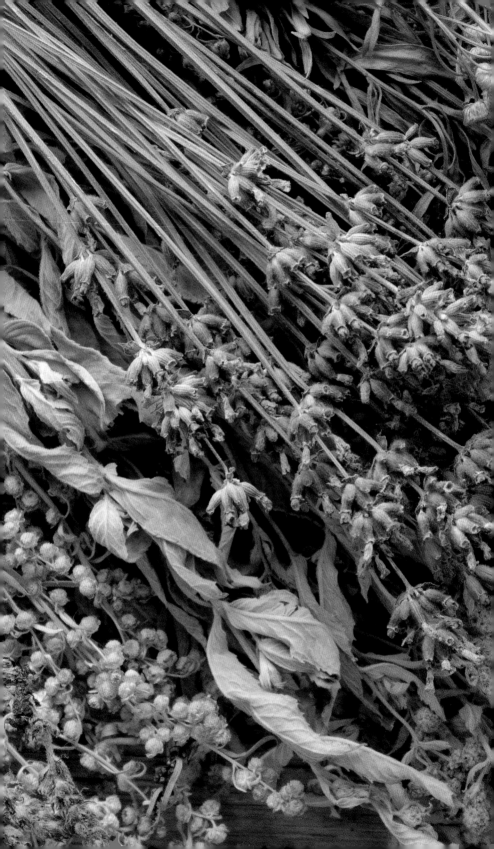

Introducción

«La salud no lo es todo, pero sin ella todo lo demás es nada»

A nadie sorprende que, en estos momentos, algunas de las más avanzadas investigaciones en medicina y farmacología se estén llevando a cabo con plantas medicinales. Ello incluye tanto la confirmación de la mayoría de usos tradicionales como el hallazgo de nuevas e importantes aplicaciones, la mayoría de tipo médico.

Las plantas han sido empleadas para aliviar los males de la humanidad desde tiempos remotos; hace por lo menos cuatro mil años, en China ya existía un conocimiento de las plantas medicinales y sus efectos terapéuticos y es parte integral de sistemas curativos como la medicina ayurvédica de la India o las tradiciones curativas de los indios americanos.

En el siglo pasado, el empuje de la industria farmacéutica provocó que los recursos terapéuticos basados en el empleo de plantas se percibiera como una práctica «primitiva», pero en las últimas décadas la fitoterapia –el uso de las plantas con fines curativos– ha resurgido con fuerza, en una muestra del enorme potencial curativo que encierra el mundo vegetal y que los científicos no hacen sino confirmar.

Por otra parte no va a ser posible patentar las plantas ni comercializarlas en exclusiva, lo cual estimula su estudio por parte de universidades, entidades gubernamentales... e incluso laboratorios, con otras premisas. Nunca como hasta ahora los científicos están estudiando tanto las propiedades curativas de muchas plantas, por ejemplo en amplias zonas tropicales como la Amazonia.

Presentamos una selección de plantas básicas, fáciles de conocer y obtener, junto a sus aplicaciones curativas más importantes. Ha sido difícil elegir unas pocas de entre miles de plantas medicinales, muchas de ellas importantes e interesantes. Sí que incluimos, de todas formas, alguna de las plantas que hoy se nos ofrecen, tanto de la Amazonia como de la medicina ayurvédica de la India. Nos gustaría presentaros más, pero

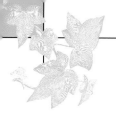

el acance de las páginas disponibles lo han limitado. De todas formas hemos procurado mostrarlas de la manera más amena y práctica posible, junto a una brevísima panorámica de sus aplicaciones. Para que podamos cuidar de forma natural el primer regalo que recibimos: la salud.

Mejorar las posibilidades físicas

Pero además de mejorar su salud y evitar la enfermedad, el ser humano ha buscado desde siempre fórmulas que le permitieran mejorar sus posibilidades físicas, intelectuales e incluso sexuales, con el anhelo de lograr un lugar destacado sobre los demás que le permita un anhelado triunfo personal.

Estas fórmulas se han basado en la ingestión de plantas cuyo consumo aparece en todos los continentes y en todas las civilizaciones. Desde hace siglos los indígenas del África tropical usan las semillas del café y de la cola como tónicos y fortificantes; etíopes y árabes utilizan desde siempre las hojas de la *Catha edulis* por sus efectos limitadores del sueño, el hambre y el cansancio. Otros pueblos africanos han consumido la raíz de la mandrágora, el yohimbé y otra serie de plantas cuyo uso se acompaña de rituales específicos: recolectarlas en la adecuada fase lunar y ser distribuidas ritualmente por el brujo de la tribu.

Y si nos trasladamos al continente asiático, es ampliamente conocido el uso de plantas antifatiga, estimulantes y fortificantes como el opio, el ginseng, el eleuterococo, el té y la efedra, según se dice desde hace más de 5.000 años.

También en América abundan las referencias al empleo de la coca, el mate, el cacao, el guaraná y la damiana, por citar sólo unas cuantas.

En la mitología nórdica hallamos relatos que nos informan de que sus guerreros ingerían la amanita muscaria, gracias a la cual –aparte de sus efectos alucinógenos– conseguían aumentar hasta doce veces su fuerza y valor en el combate.

En Egipto, el ajo por ejemplo, era considerado de primera necesidad por su carácter vitalizante. Y existen numerosa documentación que nos informa de que los atletas griegos usaban toda suerte de sustancias encaminadas a mejorar su rendimiento, como semillas de sésamo y alcohol.

En Roma, los gladiadores empleaban estimulantes mezclados con alcohol, y en las carreras de cuadrigas se suministraba a los caballos hidromiel y otras mezclas para incrementar su velocidad, resistencia y

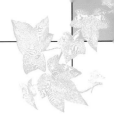

agresividad; pero esta práctica ya se consideraba ilegal, y cuando era descubierta, se castigaba a los culpables confiscando sus propiedades, desterrándolos e incluso crucificándolos.

En cambio, en la Europa occidental, el uso de pociones vegetales ha sido mucho más limitado a causa de las prohibiciones de la Iglesia, que condenaba como prácticas de brujería el uso de la mandrágora, el beleño, el estramonio y demás sustancias, y posteriormente por el desdeño y rechazo de la medicina oficial.

Sin embargo, la evolución de los conocimientos y las comunicaciones ha comportado la divulgación de las propiedades de todas estas plantas, a la vez que el reconocimiento de sus virtudes. En 1896, con la reinstauración de los Juegos Olímpicos, se reanudó también la búsqueda de tónicos, estimulantes, sustancias antifatiga y otras drogas, como la cafeína, el alcohol, la cocaína o la estricnina y algunos opiáceos para incrementar el rendimiento deportivo –el *doping*– hasta límites insospechados.

En este libro

Presentamos un estudio de algunas de las propiedades de esta selección de plantas. Hemos dejado de lado una gran mayoría que, consideradas como drogas nocivas, están prohibidas por la ley. Sin embargo, conviene constatar que no es lo mismo masticar esporádicamente unas hojas de coca cuando es necesario superar la fatiga, tal y como hacían primitivamente los indígenas sudamericanos, que el consumo y la adicción a la cocaína. Del mismo modo que un vasito de un vino de calidad podría ser aceptable, mientras que el abuso del alcohol es francamente nocivo.

Las drogas en su estado natural son mucho menos perjudiciales que sus principios activos purificados o sintetizados. Y sobre todo, que lo indeseable y realmente destructor es su abuso y adicción, cuya causa depende más que de las plantas, de condiciones psíquicas y situaciones sociales.

El desarrollo y superación personales no sólo consisten en incrementar las posibilidades físicas, mentales o sexuales, sino también en superar aquellos baches físicos o psíquicos, como la convalecencia de graves enfermedades, el estrés y los estados de inestabilidad psíquica, para lo cual no existe nada tan eficaz como las plantas sedantes.

Por otra parte, el uso cotidiano de plantas tónicas como el té, el café o el cacao, ha hecho que no nos demos cuenta de sus efectos revitaliza-

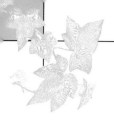

dores, que no les demos la importancia que se merecen, aun cuando en la práctica las encontremos a faltar el día que carecemos de las mismas.

Nadie podría creer que el humilde apio encierra componentes que lo convierten en un suave afrodisíaco, y sin embargo, así es. Pero en Occidente sólo se consideran como afrodisíacas plantas exóticas como el ginseng, la damiana o el yohimbé, cuando en realidad son muchas las plantas y alimentos tónicos que, al reforzar el organismo, lo hacen de una forma total, lo que incluye todas las funciones, incluidas las sexuales.

También hay que tener en cuenta que la naturaleza de cada persona es distinta y, por lo tanto resultará distinta la reacción individual, y que además pueden existir alergias personales. Por ello, cuando se experimenta con sustancias extrañas, como el guaraná, el betel o la damiana, por poner unos ejemplos, deben tomarse precauciones. Ante una nueva experiencia, aunque se trate de una planta aparentemente inofensiva, lo más prudente es empezar con dosis mínimas y de no producirse ninguna reacción negativa pasar al uso normal de la misma.

Finalmente incluimos tres apéndices. El primero relacionado con los actuales suplementos dietéticos, que hoy dan un valor incomparable a las plantas medicinales. El segundo, con recetas complejas clásicas que pueden resultar más eficaces que las fórmulas sencillas. Y finalmente, otro –meramente anecdótico– relacionado con las supersticiones y la «magia» sexual.

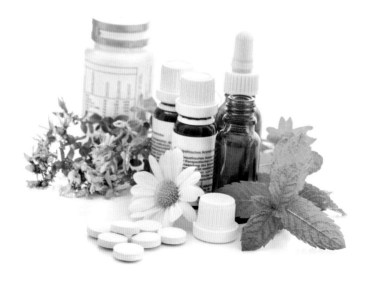

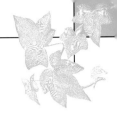

Definiciones

Este es el significado de las propiedades que se incluyen en las descripciones de las plantas medicinales de este libro.

■ **Afrodisíacas.** Son aquellas plantas que tienen la propiedad de excitar el instinto sexual o mejorar la calidad de las relaciones sexuales.

■ **Anafrodisíacas.** Son todo lo contrario, es decir, calman el exceso de ardores eróticos.

■ **Estimulantes.** Son las que estimulan la actividad de los diversos sistemas del organismo, y lo hacen de una forma más o menos prolongada, e incluso algunas veces sedando ligeramente el sistema nervioso; como por ejemplo el té, que a su efecto estimulante de la mente ayuda a una mejor relajación.

■ **Excitantes.** Son los que incrementan la actividad de órganos o sistemas, acelerando su acción y movimiento de una forma mas o menos temporal, a diferencia de las tónicas, que acrecientan su energía de una forma permanente.

■ **Psicoactivas.** Son las plantas o sustancias capaces de alterar la mente o el psiquismo de la persona; de producir alucinaciones de cualquier tipo, o de alterar su estado de conciencia.

■ **Sedantes.** Poseen la propiedad de reducir a su normal funcionamiento la acción de un órgano o sistema excesivamente excitados; entre las mismas incluyo las calmantes, de efecto suave, y las propiamente sedantes, de efectos enérgicos.

■ **Tónicas.** Tienen la propiedad de excitar suavemente los órganos débiles y restaurar su normal funcionamiento. A pesar de que existen tónicos amargos y astringentes, los que aquí interesan son los amargos, que al estimular el apetito, repercuten especialmente en el sistema digestivo y muscular.

Una variedad de plantas tónicas son las **reconstituyentes** y **vigorizantes**, cuya acción contribuye enérgicamente a la recuperación del organismo, siendo especialmente indicadas en convalecencias o estados anémicos.

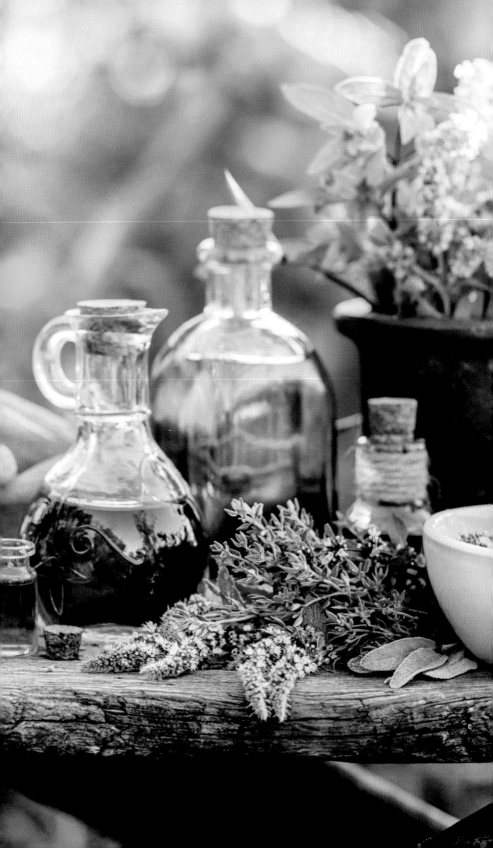

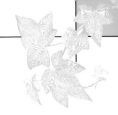

Ajenjo

Poderoso estimulante digestivo

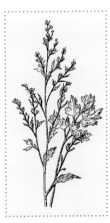

Las magníficas cualidades del ajenjo (*Artemisia absinthium*) se conocen desde hace más 3.500 años. El ajenjo es un tónico amargo excelente, que abre el apetito y es un excelente digestivo y suave afrodisíaco. A finales del siglo XVIII, en Italia (Turín) recuperaron una receta bávara conocida como wermut, que consistía en un licor con base de vino y una mezcla de hierbas aromáticas, con el ajenjo a la cabeza.

■ **Absenta.** En Francia, el ajenjo se convirtió en una bebida peligrosa (absenta) y prohibida en 1915 debido a los estragos que causó en millones de personas. En realidad, lo que es tóxico es la esencia de ajenjo obtenida por destilación, pues la absenta contiene menos esencia de ajenjo que de anís y de hisopo.

La fórmula de la absenta (para obtener 100 litros) es: 2 kg de ajenjo, 10 kg de anís, 8 kg de hinojo, 600 g de hisopo, 350 g de melisa, 3 kg de enebro, 600 g de canela y 150 g de angélica.

■ **La planta.** En medicina se emplean las hojas y las sumidades floridas, que se recolectan de julio a septiembre, cuando está en flor, con las cabezuelas abiertas o a punto de abrirse, desecándolas a la sombra en lugar aireado, y se guardan al abrigo del polvo y la humedad.

■ **Hábitat.** Sea nativa o cultivada, la planta prácticamente se cría en todo el mundo. Gusta de las riberas pedregosas, los valles montañosos, los ribazos y terrenos incultos. Hoy casi todo el ajenjo que se comercializa es de cultivo.

■ **Principios activos.** Sus componentes principales son las tuyonas y el alcohol tuyílico, sólo o combinado con los ácidos acético, isovaleriánico y otros. El principal componente es la absintina, un principio amargo que puede considerarse como un narcótico analgésico de la misma familia que la codeína.

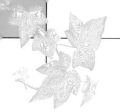

■ **Efectos.** El ajenjo es uno de los mejores tónicos y estimulantes estomacales que se conocen. Resulta excelente para combatir la atonía digestiva, los trastornos estomacales y hepáticos, la inapetencia y la astenia. También favorece la menstruación y ayuda a reducir el dolor y la ansiedad localizadas en diversas zonas cerebrales.

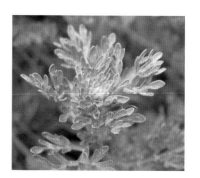

■ **Preparación.** La absintina es soluble al agua y el alcohol, por eso puede prepararse tanto en forma de infusión como de tintura, vino o en polvo.

Infusión. Se prepara echando tres cucharadas de sumidades floridas trituradas en un litro de agua hirviendo y dejando reposar unos quince minutos. La dosis es de una a tres tazas al día, antes de las comidas si se quiere estimular el apetito, o después, como digestivo. Es muy amargo, pero vale la pena acostumbrarnos a su sabor, dados sus excelentes efectos para la salud. También puede diluirse al principio la tisana con un poco de agua.

Tintura. Se desmenuzan 20 g de sumidades floridas y se hacen macerar durante ocho días en 80 g de alcohol de 60°. Se toman 20 gotas antes de las comidas.

Vino. Para preparar el vino de ajenjo se vierten sobre 30 g de sumidades floridas 60 g de alcohol de 60°. Luego se añade un litro de vino blanco de calidad, dejándolo macerar todo durante dos días; al cabo de este tiempo se cuela por expresión a través de un lienzo fino y se filtra (pueden usarse para ello los filtros de papel para café). La dosis es de un vasito antes de las comidas principales.

■ **Observaciones.** Conviene tener en cuenta que el uso prolongado e intenso del ajenjo puede provocar afecciones gástricas, hepáticas, renales, convulsiones, alucinaciones e impotencia. No se utilizará durante el embarazo y la lactancia, y es incompatible con las sales de hierro, de cinc y de plomo.

Todas las preparaciones a base de ajenjo deben usarse con prudencia. Su consumo puede durar hasta una semana y luego descansar un par de semanas antes de reemprenderlo.

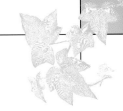

Ajo
El más poderoso regenerador natural

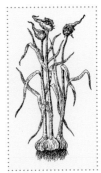

El ajo (*Allium sativum*) es el alimento plant-based esencial para la salud, tanto para prevenir enfermedades como para estimular la vitalidad en el organismo y en una amplia gama de acciones como antibiótico natural. Y actúa incluso como suave afrodisíaco.

■ **A lo largo del tiempo.** El ajo aparece en las tradiciones médicas de todas las culturas: entre los hindúes, en China, en el Tíbet, en la Siberia y en el Antiguo Egipto, Grecia y Roma, con abundantes relatos mitológicos y con un sinfín de aplicaciones en caso de los más variados trastornos y enfermedades.

En la Odisea, Homero dice que fue el dios Hermes quien dio a Ulises el ajo para protegerse de los encantamientos de Circe. Quizá fue entonces cuando nació la idea moderna que convierte el ajo en el gran recurso contra los vampiros. Los griegos lo llamaban «la rosa fétida» y los atletas hacían verdaderas curas de ajo antes de practicar sus ejercicios atléticos, pero tenían prohibida la entrada al templo de Cibeles mientras no eliminaran su fétido olor.

Los ajos se consumían regularmente también por parte de las legiones romanas para obtener fuerza, coraje y una notable resistencia.

Hoy el ajo mantiene su fuerza tradicional como planta medicinal indispensable y beneficiosa, y es motivo de atención y estudio de muchos investigadores en todo el mundo. Cada vez se conocen mejor las sustancias que lo componen y sus acciones beneficiosas sobre el metabolismo humano.

■ **Olor.** El olor suele ser desagradable y ninguna de las múltiples recetas populares logra eliminarlo. Esto es así porque su principal componente, el disulfuro de alilo, no sólo se elimina por la orina, sino también por la piel y los pulmones. La industria farmacéutica ha logrado suprimir este olor, con resultados variables (no es fácil eliminarlo sin reducir sus virtudes).

■ **La planta.** El ajo es un bulbo redondeado compuesto de numerosos gajos (dientes); sus hojas son largas, alternas, comprimidas y sin nervios aparentes.

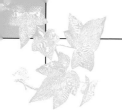
Cuando va a florecer, el tallo se encorva y las flores, blanquecinas o rojizas, se mezclan con diminutos y numerosos bulbitos en el ramillete floral. El fruto lo constituyen unas pequeñas semillas, negras y casi redondas.

■ **Principios activos.** El ajo contiene más de doscientos compuestos químicos, todos ellos beneficiosos y en proporción variable según se trate del ajo natural, del aceite de ajo o del ajo envejecido, que también se utiliza como base de algunos productos utilizados con fines medicinales.

En la composición del ajo debe destacarse su aporte en carbohidratos, yodo, (94 mg por cada 100 g) y en vitaminas A, B y C. También contiene aliina, un compuesto sin olor químicamente relacionado con la cisteína, que por la acción de un fermento contenido en los propios ajos, la aliinasa, primero se convierte en aliicina y después en bisulfuro de alilo, la sustancia responsable de su penetrante olor.

■ **Efectos.** En el proceso de envejecimiento, la aliina y la alicina se transforman en sustancias como la alil-cisteína, considerada como responsable de las propiedades beneficiosas del ajo gracias a su marcado potencial antioxidante, que ayuda a eliminar el exceso de radicales libres que se producen en nuestro organismo con la exposición a tóxicos como el tabaco, los pesticidas, las radiaciones o algunos aditivos alimentarios.

El ajo ayuda a reducir el colesterol circulante (tras una ingesta continuada de 800 mg diarios); por ejemplo, a los cuatro meses se puede obseervar un descenso en las cifras del colesterol y de triglicéridos del 12 y el 15% respectivamente. También ayuda a proteger nuestro sistema cardio-circulatorio (reduce la agregabilidad de las plaquetas, por ejemplo) y es uno de los primeros componentes alimentarios del que existen

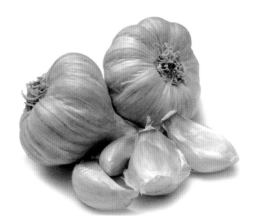

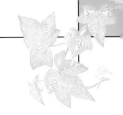

pruebas sólidas de que ayuda a prevenir el cáncer. Es además un gran bacteriostático y bacteriolítico natural.

El ajo también acostumbra a enmendar alergias y afecciones de carácter genitourinarias. Estimula y desinfecta el intestino y apacigua las encías inflamadas y sangrantes, pero su poder curativo es realmente de amplio alcance: infecciones, asma, artritis… El consumo de ajos crudos, machacados y macerados en limón suele ser un recurso al alcance de todos, si bien todo el poder natural del ajo comienza a entrar también en la industria sanitaria: cada vez se conocen mejor las bases científicas entre el ajo y la salud.

■ **Preparaciones.** El ajo puede tomarse de todas las formas imaginables. Es igualmente un gran aderezo, que podemos tomar como desayuno –en forma de unas tostadas con ajo y aceite–, o como condimento en toda clase de platos, o como base del popular all-i-oli (ajiaceite). Tomar de uno a tres dientes de ajo al día, según el perfil de cada persona, es siempre un buen recurso.

Tintura. Una manera práctica y cómoda, si no se quiere masticar el ajo, es la tintura alcohólica. Se toman 50 g de dientes de ajo a los que se haya quitado la piel y, una vez machacados en un mortero, se les incorporan 250 cc. de alcohol y se guardan en un frasco durante ocho días, removiéndolo suavemente todos los días. Después se cuela con un lienzo, se exprime bien el residuo y se filtra (se obtiene un líquido de color ambarino e intenso olor a ajo que debe guardarse bien tapado y en lugar fresco). Se toman de 20 a 30 gotas disueltas en un poco de agua antes de las comidas.

■ **Uso externo.** El ajo bien machacado y puesto entre dos gasas y aplicado como una cataplasma ejerce una acción excitante y resolutiva en caso de úlceras y reumatismos. Además, desprende las verrugas, callos y formaciones córneas. Se hará una cura de dos a cinco días; si es necesario se toma un baño de pies caliente y los callos se desprenderán fácilmente.

■ **Observaciones.** El ajo no debe emplearse en los niños sin consejo de un buen terapeuta, y tampoco debe administrarse como remedio a mujeres lactantes. También está contraindicado si se padecen enfermedades de la piel, y debe usarse con moderación en caso de que exista irritación del tubo digestivo.

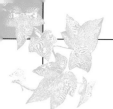

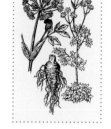

Angélica
Tónica y estimulante

La angélica (*Angelica archangelica*) es una planta que crece espontánea en zonas frías, como en los países nórdicos y en Suiza. Hoy se cultiva en toda Europa y se considera un buen remedio contra la anorexia y un excelente tónico, ligeramente sedante.

■ **La planta.** Las hojas son muy grandes, con vainas anchas que se abrazan al tallo; la lámina se divide y subdivide y forma segmentos foliares, de forma lanceolada y asimétrica, con bordes desiguales y agudamente dentados. Florece de abril a junio y un mes después los frutos ya están maduros y a punto de ser recolectados. Sin embargo, además de los frutos se recolecta también la raíz, que es lo más apreciado y que debe arrancarse cuando la planta está en pleno desarrollo, pero antes de florecer o en otoño, una vez finalizada su vida activa, y de plantas que no han sido dañadas contándoles las hojas, que también se usan en confitura o como verdura.

■ **Hábitat y variedades.** La angélica se cría en los países del norte, desde Groenlandia hasta Rusia, en la península de Escandinavia, en las partes septentrionales de Alemania y del resto de Europa, excepto en España y Portugal, donde sólo existe cultivada.

No debe confundirse con la *A. silvestris*, frecuente en España pero que carece de todas sus cualidades. También existe otra variedad, la *A. sinensis*, o angélica china a la que llaman *Dong Quai*, que allí se considera el equivalente femenino al ginseng.

Hoy puede encontrarse en todas partes la preparación *Tang Kwei Gin*, un sirope revitalizante y fortalecedor a base de angélica china.

■ **Principios activos.** La angélica contiene felandreno, un éster de los ácidos metiletilacético y oxipentadecílico, terebangeleno, un sesquiterpeno y algunos terpenos cada vez más conocidos. En la raíz existe además resina, cera, materias tánicas y amargas, pectina, almidón, ácido angélico y pequeñas cantidades de ácido málico, ácido valeriánico y ácido acético, etc.

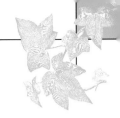

■ **Efectos.** Entre otras propiedades, la angélica es un magnífico reconstituyente general que estimula las diversas funciones orgánicas y ayuda a restaurar el equilibrio general. Por eso se aconseja a las personas nerviosas, a los convalecientes, a los ancianos y en caso de debilidad general. Es una planta estimulante, tónica, estomacal, carminativa y antiespasmódica, que beneficia en caso de afecciones pulmonares, nerviosas, reumáticas, además de los dolores de cabeza de origen digestivo. Y es uno de los mejores remedios en la anorexia y en todos los estados de debilidad.

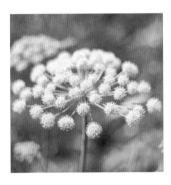

■ **Preparaciones.** Raíz en polvo. Se toman de 4 a 8 g diarios en una tisana o jarabe cualquiera.

Infusión. Se echan 40 g de raíces o semillas trituradas en un litro de agua hirviendo, (también pueden usarse las pencas de las hojas, pero serán necesarios 100 g). Se apaga el fuego, se tapa el recipiente y se deja infundir durante media hora; se cuela y se toma una taza después de las tres comidas principales.

Es excelente contra la fatiga general, la anemia, la falta de apetito, la aerofagia, náuseas, dolor de cabeza, vértigos, secreciones vaginales, en las convalecencias largas y penosas, y como expectorante en las bronquitis crónicas con atonía.

Decocción. Se dejan hervir durante diez minutos 10 g de raíces en un litro de agua. Se cuela y emplea para lavar las llagas superficiales. Para el cuidado de llagas pueden emplearse las hojas frescas machacadas y empleadas en forma de cataplasma (las hojas secas no sirven).

Tintura. Se trocean 100 g de raíces frescas y se dejan macerar durante cuatro días en un ambiente templado. Se exprime bien el líquido, se deja reposar otros cuatro días, se filtra y envasa. Se toman 20 gotas cuatro veces al día, en un terrón o con alguna tisana. Es excelente contra los espasmos digestivos y la quemazón de estómago.

Vino. Se dejan macerar durante ocho días y en un ambiente templado, 50 g de raíces machacadas en un litro de buen vino tinto; se filtra y se toma una copita antes de cada una de las dos comidas principales. Es excelente en los casos de anemia y digestiones difíciles.

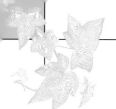

Ashwagandha (Withania)
Tónica y rejuvenecedora

Originaria de las zonas más áridas de la India y de Sudáfrica, la withania o ashwagandha (*Withania somnífera*) es un arbusto de 1,5 m conocido como «el ginseng indio» que se encuentra también en Pakistán, Sri Lanka, sur de Europa, Norte de África y en la Macaronesia (Madeira, Azores, Canarias y Cabo Verde). En la Península Ibérica se encuentra esporádicamente en el sur, más bien en la zona mediterránea, en donde suele ser conocida como «oroval» o «bufera».

■ **Una planta adaptógena.** La ashgawandha se ha utilizado desde hace siglos como planta tónica y rejuvenecedora en la medicina ayurvédica. La raíz posee propiedades sedantes, y su uso principal es similar al del ginseng en la medicina tradicional china, si bien sus efectos son bastante más suaves. Se utiliza (fundamentalmente la raíz, y a veces las hojas y semillas) para conciliar el sueño y combatir el estrés. La ashgawandha es la planta rejuvenecedora por excelencia para los músculos, la medula ósea y el aparato reproductor.

■ **Revitalizante.** En la medicina ayurvédica tiene un importante papel como tónico revitalizante y protector de las defensas. Además, favorece la regeneración de los tejidos hasta tal punto que se emplea en caso de heridas o lesiones. La ashwagandha es, por sus cualidades, una de las mejores plantas que existen para abordar aspectos emocionales de la mente: promueve la claridad, la calma, y el sueño reparador.

También se emplea para potenciar el rendimiento mental y físico, mejorar la capacidad de aprendizaje y disminuir el estrés y la fatiga.

■ **Principios activos.** La ashwagandha es rica en flavonoides, lactonas esteroides (whitanoloides) y alcaloides. Su raíz presenta más de treinta whitanoloides y veinte alcaloides. Además contiene sustancias (sitoindósidos) que aumentan los niveles endógenos de catalasa, superóxido dismutasa y ácido ascórbico, reduciendo la peroxidación de las grasas. También contiene varios alcaloides (somniferina, somnina, anaferina y seudotropina) responsables de sus efectos antiespasmódicos y relajantes.

■ **Propiedades.** En estos últimos años esta planta se está recomendando en Occidente para tratar los déficit de función cerebral propios de la edad senil, en oncología y como estimulante no específico en caso de infecciones por virus, así como frente a la fatiga provocada por el estrés. También posee una acción relacionada con la respuesta inmunitaria del organismo.

■ **Artritis, antiaging y longevidad.** En 1978 se demostró, con dosis diarias del vino medicado de raíz (ashwagandharista) durante 30 días, su utilidad para tratar neurosis de ansiedad, con una mejoría en la sintomatología clínica de palpitaciones, temblores, cefaleas, anorexia, falta de concentración, fatiga e irritabilidad. Diez años antes se había demostrado el efecto del polvo de raíz en pacientes con artritis reumatoide. Y en 1991 se demostró su utilidad en el tratamiento de la osteoartritis, tanto para el tratamiento interno como externo.

Numerosos estudios farmacológicos han puesto de manifiesto que algunos de los principales componentes de esta planta poseen propiedades antiinflamatorias, antioxidantes y moduladoras del sistema inmunitario.

■ **Incluso en caso de cáncer.** El principal motivo por el que la ashwagandha se está haciendo famosa es el hallazgo de una destacable actividad

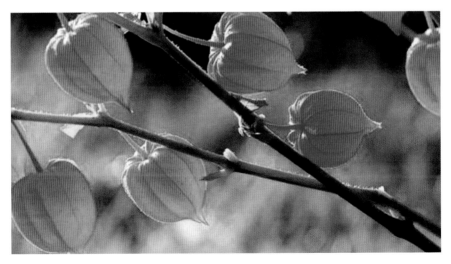

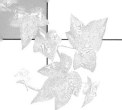

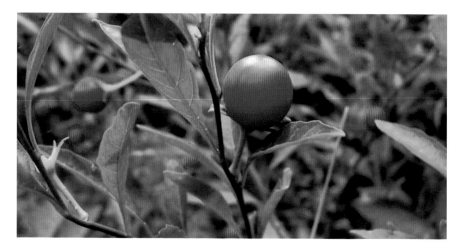

antitumoral, sobre la que se han publicado numerosos estudios, en donde se evidencia una actividad antitumoral sobre numerosas líneas celulares (cáncer de colon humano, pulmón y mama).

El extracto de ashwagandha puede ser capaz de inhibir el crecimiento de diversos tipos de tumor (fibrosarcoma, melanoma, carcinoma de piel).

Esta actividad antitumoral de la planta se debe al aumento de la síntesis de catalasa y superóxido dismutasa, que contrarrestan los efectos inflamatorios y las lesiones oxidativas producidas por el tumor. La planta también posee efectos antiangiogénicos y moduladores sobre una proteína que regula el ciclo celular.

■ **Para reducir los efectos secundarios.** Las interacciones de esta planta con la radioterapia y quimioterapia permiten utilizarla ahora mismo, porque no sólo no incrementa los efectos citotóxicos de la radiación, sino que reduce sus efectos secundarios. En el caso de la quimioterapia, la ashwagandha reduce la toxicidad de la ciclofosfamida sobre la médula ósea y el tracto urinario (y aumenta la producción de interferón g, interleukina-2).

■ **Preparaciones.** La ashwagandha es una planta que se puede encontrar comercializada como suplemento dietético, o bien asociada con otras plantas medicinales, por ejemplo, para el tratamiento de la artritis reumatoide o como antiespasmódico.

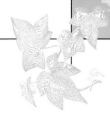

Azafrán
Estimulante y excitante

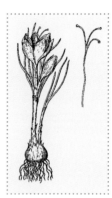

Conocido desde siempre, el azafrán (*Crocus sativus*) ha sido, es y será una de las especies más apreciadas en todo el mundo. Homero ya escribió sobre él en la Ilíada, indicando que se empleaba como medicamento y como perfume. Desde hace siglos se sabe que «remedia muchas enfermedades de la matriz, ayuda a la menstruación y coadyuva maravillosamente en caso de partos difíciles».

En Oriente el azafrán es muy apreciado en la antigua medicina de la India y el Tíbet. Forma parte de la composición de unas píldoras tónicas afrodisíacas compuestas de nuez moscada, cardamomo, clavo, canela, jengibre, pimienta negra y almizcle. Todavía hoy, entre los budistas tibetanos, se considera el mejor de los obsequios.

■ **La planta.** El azafrán es un conjunto de filamentos suaves, de un rojo anaranjado oscuro, olor característico y gusto aromático y amargo, y su elevado precio es debido a que para recolectar 1 kg son necesarios de 70 a 80 mil estigmas frescos, y 5 kg de estigmas frescos para obtener uno seco.

Los estigmas, que es lo que constituye el azafrán, se recolectan durante toda la floración, que tiene lugar de agosto a octubre. Se colocan, separados de las flores, en capas muy delgadas, sobre un tamiz de crin para secarlos.

■ **Variedades.** Existen dos variedades de azafrán; el de los montes, que abunda en las regiones elevadas de los Pirineos y los Alpes, y el de huerta, oriundo de la India y cultivado actualmente en todo el levante español, Francia, Italia, Austria, Alemania y Grecia.

■ **Principios activos.** Básicamente está constituido por picrocrocina y un carotenoide llamado crocetina, el cual forma una combinación glucosídica llamada crocina, soluble en el agua y cuyo poder colorante es tan grande que colorea el agua a disoluciones del 1:100.000, y un aceite esencial que contiene trazas de cineol.

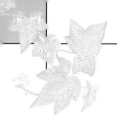

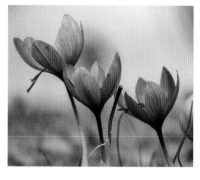

■ **Efectos.** Sus propiedades excitantes, antiespasmódicas y emenagogas lo hacen excelente contra la atonía del estómago, las digestiones difíciles, cólicos, dolores de cabeza, debilidad general acompañada de tristeza. Es sedante y estimulante, tanto del útero, regulando las menstruaciones, como sedante y tónico gástrico y del sistema nervioso central. En uso externo es un buen analgésico de las encías, por lo que se usa en los disturbios de la dentición.

■ **Preparaciones. En polvo.** Se toma en forma de obleas o sellos, conteniendo 0,25 g cada uno. La dosis es de 2 a 5 al día y se recomienda que cada sello esté compuesto de:

Azafrán pulverizado . . . . 0,25 g
Matricaria pulverizada . . . . 0,50 g

Infusión. Se pone a calentar un litro de agua y cuando echa a hervir se le añaden 15 g de azafrán; se separa del fuego y se deja reposar 15 minutos; se cuela y se toman de 1 a 3 tazas al día.

Jarabe. En un litro de agua se añaden 15 g de azafrán y se hierve hasta reducción a mitad de su volumen; se retira del fuego, se filtra y el líquido resultante se vuelve a hervir con 500 g de azúcar.

Vino. Se prepara un tónico y reconstituyente excelente macerando durante 15 días 10 g de azafrán en 100 g de alcohol de 90°; se filtra por papel y se añade litro y medio de buen vino blanco. Pasados diez días se vuelve a filtrar y se envasa en frascos bien tapados.

Tres cucharaditas de las de café diarias, repartidas antes de las principales comidas son excelentes contra los espasmos, clorosis, debilidad general y los problemas menstruales de las mujeres.

Tintura. Durante dos días se dejan macerar 10 g de azafrán en 50 g de alcohol de 70°; se filtra y envasa. Se toman 30 gotas en un poco de agua contra las dispepsias gaseosas y espasmos estomacales, en el histerismo, para facilitar las menstruaciones difíciles y como sedante genital.

■ **Observaciones.** Conviene no abusar del azafrán ni pasarse en las dosis, pues en las mujeres puede provocar abortos muy peligrosos, tanto para el feto como para la madre.

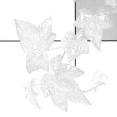

Bacopa
La planta ayurvédica del conocimiento

Conocida como bacopa o brahmi (*Bacopa monnieri L. Pennell*) es una planta originaria de la India, extendida por China y las islas del Índico, y asilvestrada en todos los trópicos. Se trata de una planta acuática o de lugares húmedos, empleada en la medicina Ayurvédica durante milenios; su nombre mismo nos indica la reverencia que se tiene a esta planta, relacionándola con el dios o señor Brahma.

La medicina ayurvédica califica la bacopa como un rasayana (rasa: tejido primordial o plasma; ayana: camino), especialmente como medhya rasayana (intelecto), también la califican como ayushya (longevidad).

Existe cierta confusión entre la bacopa y la planta gotu kola (*Centella asiática*), ya que en muchas zonas de la India reciben el mismo nombre de *brahmi*.

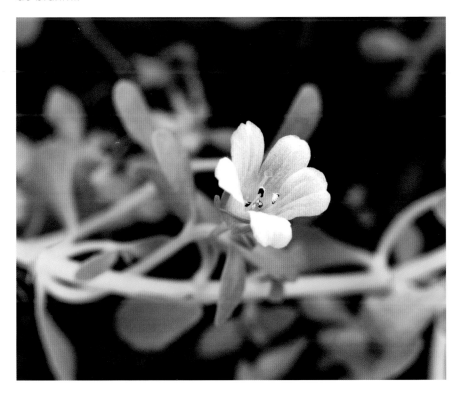

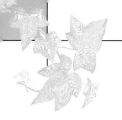

■ **Uso tradicional.** La planta entera con su raíz es considerada una medicación primordial y forma parte de preparaciones clásicas destinadas a prevenir el envejecimiento, para una longevidad saludable, como preventivo de las enfermedades y fortificante del cerebro y la mente.

Además de su función sobre el intelecto –es ideal para los estudiantes– tiene muchas otras indicaciones. En caso de enfermedades de la piel, fiebre, edema, anemia, infecciones de la orina y diabetes.

Las hojas se recomiendan para la fatiga, y se hacen cataplasmas hirviendo sus hojas, muchas veces mezcladas con aceite de coco, para aplicar sobre el pecho de los niños con bronquitis o para aliviar el dolor de las parturientas. El jugo fresco se aplica como linimento en las articulaciones dolorosas y para tratar las quemaduras. En algunas regiones de la India se consume la planta entera como una verdura más.

■ **Como planta medicinal.** Sin embargo, en Occidente no se considera una planta del tipo GRAS (generalmente reconocida como segura) por la FDA por su intensa acción sobre el sistema nervioso; por eso la utilización tradicional como alimento no está permitida; pero sí lo está como complemento alimentario o planta medicinal, y las farmacopeas internacionales especifican que las hojas o tallos secos han de contener un mínimo del 2,5% de glucósidos triterpénicos (bacósidos) y que su extracto seco tenga una relación de potencia 10 a 20:1 en comparación con la hoja.

■ **Contenido.** Es rica en alcaloides, flavonoides y saponinas, entre otros compuestos.

■ **Utilización.** Actúa de forma excelente como adaptógena y antioxidante. Es colinérgica, diurética, laxante, tónico cardiocirculatorio y vasoconstrictor. Entre las actividades protectoras: concentración, memoria, ansiedad, demencia, depresión y prevención del Alzheimer.

En los últimos años el conocimiento clínico de la Bacopa ha ido ofreciendo nuevos datos acerca de su actividad como nootrópico, como estimulante del conocimiento, de la memoria, de la capacidad cognitiva y de la salud del cerebro, gracias a los bacósidos que contiene.

De las aproximadamente mil plantas medicinales que se usan habitualmente en la India, *Bacopa monnieri* está entre las cien más vendidas. Solo allí se consumen unas 5.000 toneladas anuales.

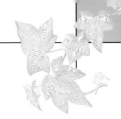

Betel
Sedante y afrodisíaco

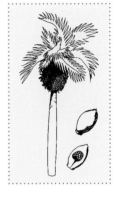

Cuando los primeros exploradores europeos llegaron a Malasia se sorprendieron por el color rojizo de los dientes de los indígenas, hasta que se dieron cuenta que era debido a su costumbre de mascar nuez de betel (*Areca catechu*).

Con el paso del tiempo su consumo tiende a crecer, de tal forma que se calcula que hoy día existen en el mundo entre 20 y 25 millones de masticadores de betel. Cada palmera produce cerca de 250 nueces al año y se cultivan millones de estos árboles, que ha llegado a ser uno de los más populares del mundo.

■ **La planta.** Se trata de una palmera alta y esbelta, sin espinas, con un tallo tierno no ramificado que culmina en una amplia corona.

Los nativos arrancan los frutos mediante varas de bambú y separan las semillas, que hierven en agua junto a una pequeña cantidad de cal.

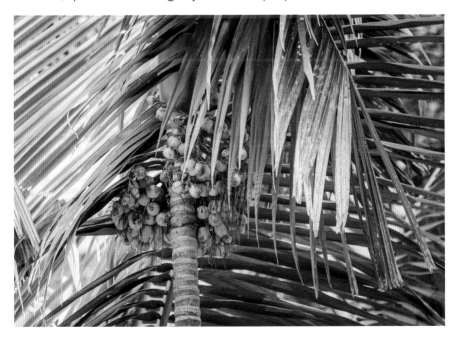

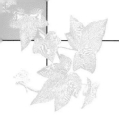

■ **Hábitat.** Crece en lugares cálidos, umbríos y húmedos de Asia, islas de Malasia y Polinesia; aunque actualmente se ha naturalizado también en los trópicos americanos.

■ **Principios activos.** Sus principales principios activos son alcaloides derivados del ácido tetra-hidronicotínico, especialmente arecolina (es la misma familia de alcaloides a los que pertenece la muscarina); también contiene chavicol, allipiro-catecol, chavibetol y cadineno.

■ **Efectos.** La arecolina es un aceite volátil que acelera la respiración y disminuye el trabajo del corazón. Gracias a sus efectos estimulantes sobre el sistema nervioso central, elimina el cansancio y mejora el rendimiento en el trabajo, a la vez que hace que el tiempo se perciba de «otra» forma.

La nuez de betel se considera un afrodisíaco porque estimula una gran energía y despierta muy buen humor, a la vez que influencia directamente a los órganos sexuales.

■ **Preparación.** La arecolina se libera de la nuez por la acción de la cal y la saliva. Se emplea como si fuera un tabaco para mascar, mezclando medio gramo de cal apagada con una nuez de betel, preferiblemente semipulverizada, y se usa mascando durante unas dos horas, escupiendo el exceso de salivación que se produce. En Malasia suelen mezclar el preparado con algo de nuez moscada, cardamomo o cúrcuma para darle sabor e incrementar sus propiedades afrodisíacas.

Su uso continuado llega a manchar profundamente de rojo la boca, las encías y los dientes. Sin embargo, los masticadores asiáticos de betel están orgullosos de estas manchas.

■ **Observaciones.** El uso excesivo de la arecolina puede provocar vértigos y diarrea. También causa daños en los dientes y la mucosa bucal.

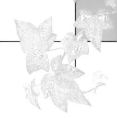

Cacao
Reconstituyente y vigorizante

El chocolate es un alimento eminentemente energético por el elevado contenido calórico que se obtiene a partir del cacao (*Theobroma cacao*). En Europa
se consume desde el siglo XVI, cuando los españoles lo introdujeron procedente de América. En México, los aztecas, secaban las semillas quitándoles la
cáscara y les añadían agua hirviendo para conseguir
un chocolate bastante amargo.

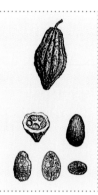

Más tarde, los españoles empezaron a elaborarlo con azúcar, y finalmente le añadieron leche. El sabor se hizo más popular, pero los efectos
del cacao en el organismo empeoraron. Hoy, de todas formas nos hemos
acostumbrado a degustar un sinfín de originales preparados basados en
el cacao y el azúcar, que son muy apetitosos y energéticos.

■ **La planta y las semillas.** Se trata de un árbol cuyo tronco tiene la corteza
de color canela, más o menos oscura según la edad del árbol. Necesita
una temperatura media comprendida entre 23 y 30 °C, una atmósfera
húmeda y abundantes lluvias. Su raíz principal necesita tierra ligera y sus-
tanciosa, virgen de preferencia y bastante profunda.

Se cultiva preferentemente en el África central y toda la América tropical.

El fruto es una gran cápsula coriácea de forma semejante a un pepi-
no, de superficie escabrosa y estriada y consistencia bastante dura. En
su interior aparece dividido en cinco celdillas llenas de pulpa gelatinosa
y ácida que envuelve las semillas (entre 25 y 40), colocadas de plano y
simétricamente unas sobre otras y constituyen el cacao. Su tamaño es
similar al de una aceituna; son carnosas y recubiertas de una cáscara, verde primero y luego roja y punteada de amarillo o simplemente amarilla.

■ **La cosecha.** Puede hacerse todo el año, pero se suele elegir en dos
épocas separadas una de otra por seis meses de intervalo, eligiendo el
momento en que la madurez es más perfecta y completa, pues tan sólo
algunas semillas verdes mezcladas con las maduras bastan para comuni-
carles a todas su sabor ácido y amargo.

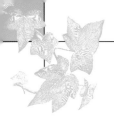

Una vez recogidas, las cápsulas se abren y desgranan, se echan las semillas en un hoyo, se recubren de arena fina y se dejan fermentar ligeramente, removiéndolas de vez en cuando. A los tres o cuatro días se las saca del hoyo y se ponen a secar al sol, bien extendidas sobre esterillas, dejándolas así y removiéndolas regularmente hasta que estén lo bastante secas para poder ensacarlas.

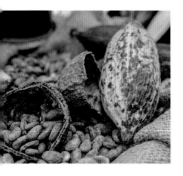

■ **Principios activos.** La fermentación tiene el efecto de disminuir su sabor ácido y astringente y desarrollar su aroma. Al mismo tiempo se libera una base púrica, el alcaloide teobromina, que es su principal principio activo (cerca del 2%). Contiene además una gran cantidad de grasas que conforman la manteca de cacao (casi un 50%); un 15% de almidón, 15% de proteínas y pequeñas cantidades de cafeína y teofilina.

■ **Efectos.** Constituye un alimento energético y estimulante del sistema nervioso central, siendo además uno de los mejores reconstituyentes y diuréticos.

■ **Preparación.** Una taza de chocolate contiene unos 5 mg de cafeína y 250 mg de teobromina. Una tableta de 30 g de chocolate con leche unos 6 mg de cafeína y 300 mg de teobromina. Y una tableta de 30 g de chocolate dulce, 26 mg de cafeína y 1.300 mg de teobromina.

■ **Comprimidos.** En medicina se emplea la teobromina en comprimidos de 0,5 g. Se toman de 2 a 6 diarios como un diurético eliminador de cloruros.

■ **Manteca de cacao.** La manteca de cacao se funde a 35 °C, por lo que se emplea desde hace mucho tiempo en la preparación de supositorios, como excipiente para ciertos tipos de píldoras y como emoliente, especialmente en el tratamiento de raspaduras y grietas de los labios.

■ **Observaciones.** En algunos casos muy poco frecuentes puede presentarse dolor de cabeza, vértigos y vómito. El cacao crudo es desaconsejable, porque es de muy difícil digestión y espesa la sangre.

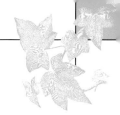

Café
Tónico general y estimulante mental

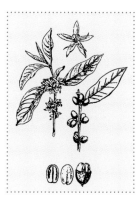

El uso del café (*Coffea, Coffea arabica*) ya se conocía en el paleolítico, pero su consumo se conoce desde la Antigüedad en Etiopía, donde todavía puede hallarse en estado silvestre. En el siglo XVI pasó a la península arábiga, en Adén y Moca, desde donde los peregrinos que acudían a la Meca lo extendieron por todo el mundo musulmán hasta su llegada a Europa, un siglo después. El primer café público lo abrieron en París los armenios Pascal y Maliban en 1670.

■ **La planta.** El cafeto es un arbusto, o un árbol, del que existen cinco variedades. Crece con rapidez hasta los 4-6 metros de alto, con un tronco desproporcionadamente delgado en relación a la altura, de corteza fina y recubierta de una epidermis blancuzca que se resquebraja con facilidad.

El fruto es una drupa roja redondeada u oval que contiene dos semillas gris-verdosas unidas por su cara plana que contiene una ranura longitudinal. Cuando los frutos adquieren un hermoso color rojo vivo, se separan las semillas de la pulpa carnosa y se conservan en un lugar seco y bien aireado. No deben tostarse hasta el momento del consumo.

El cafeto empieza a producir al cabo de cuatro o cinco años, y rinde cosechas hasta los 30 o 40, e incluso más si se poda adecuadamente. En los países de calor excesivo se protege del sol por otros árboles, generalmente álamos.

■ **Hábitat.** Sólo precisa calor y humedad, y hoy día se cultiva ampliamente en los países tropicales y sub-tropicales, especialmente en México, Guatemala, El Salvador, Costa Rica, Colombia, Ecuador, Brasil, Costa de Marfil, Angola, Uganda, Etiopía, Guinea e Indonesia.

■ **Principios activos.** El café contiene más de un millar de sustancias químicas distintas, siendo las principales la cafeína (del 1 al 3%), un aceite fijo (del 10 al 13%), taninos (del 2 al 5%) y pequeñas cantidades de glucosa y dextrina.

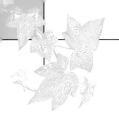

El principal principio activo es la cafeína (alcaloide del grupo de las xantinas). La variedad arábiga, que se cultiva en América del Sur y África, es la más aromática y contiene entre el 1 y el 1,3% de cafeína, mientras que la variedad robusta, originaria del oeste africano, contiene entre el 2 y el 3%.

■ **Efectos.** La similitud química entre la cafeína y la adenosina hace que la primera ocupe los receptores destinados a la segunda, impidiendo su acción frenadora de la excitabilidad. Por ello sus acciones son múltiples, y si bien no tiene ningún valor nutritivo ni es necesaria para ningún proceso fisiológico, con su consumo se consigue un aumento de la fortaleza, la disminución de la somnolencia y la fatiga, una estimulación del sistema nervioso, la excitación del centro respiratorio bulbar, dilata los bronquios y los vasos sanguíneos, incrementa la frecuencia y la fuerza de contracción del corazón (a veces con arritmia), la secreción ácida estomacal, la formación de orina. También levanta el humor y produce una mejora del rendimiento físico y mental.

Destaca su empleo en forma de cocimiento fuerte en el tratamiento de las intoxicaciones con alcaloides o alcohol, y como estimulante cerebral; en medicina se emplea un jarabe compuesto de 5 g de extracto fluido de café, 0,2 g de ácido cítrico y 95 g de jarabe simple, del que se

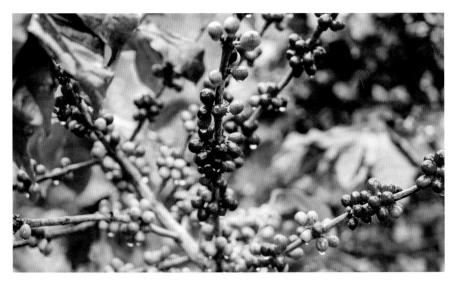

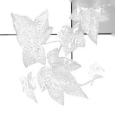

toman de 10 a 30 g contra las diarreas; también se incluye en preparados farmacológicos, particularmente en combinación con analgésicos como la aspirina o el paracetamol, y combinada con ergotamina es un buen preventivo contra las migrañas.

■ **Preparación.** Para su consumo el café ante todo debe tostarse, con lo cual se libera la cafeína y se desarrolla un aceite pirogenado que es el que le comunica su sabor y aroma característicos. Su preparación es distinta según los países; así, los árabes prefieren triturar el grano y hervirlo directamente en agua, tornándolo casi hirviendo, con las partículas en suspensión y sin mezcla alguna, ni de azúcar, lo que da origen a una bebida muy cargada que puede contener hasta 400 mg de cafeína por taza. En Occidente normalmente oscila entre 80 y 160 mg, obtenida en infusión (fuerte o suave, según las preferencias). La cafeína aparece además en la composición de las bebidas estimulantes, como las de cola o las «energéticas», enriquecidas con taurina.

Los efectos máximos de la cafeína se alcanzan entre 30 y 45 minutos después de consumirlo, y su metabolismo puede alcanzar de tres a siete horas, excepto en mujeres que se hallen al final de la gestación, en cuyo caso se duplica.

■ **Observaciones.** Aun cuando no existe una dosis ideal, se considera prudente no sobrepasar las tres tazas diarias de café fuerte para evitar efectos indeseables de importancia. Debe ser evitado por las personas con hipertensión, arritmias cardíacas, úlcera activa, ansiedad o hiperexcitabilidad, trastornos del sueño, hipertiroidismo, nefropatías y las mujeres embarazadas (el consumo excesivo de cafeína durante el embarazo se asocia a un incremento en el número de abortos espontáneos).

Al igual que lo que ocurre con otras drogas, las personas que consumen cafeína regularmente desarrollan una tolerancia a esta sustancia. Los grandes consumidores de café –más de cinco tazas diarias– pueden presentar síndrome de abstinencia si interrumpen bruscamente su ingestión. Los principales síntomas son dolor de cabeza, ansiedad, cansancio y disminución del rendimiento psicomotor. Estos síntomas empiezan a notarse entre 12 y 24 horas después, alcanzan su cénit hacia el segundo día y duran aproximadamente entre 3 y 5 días.

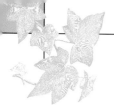

Cálamo aromático
Estimulante digestivo y psicoactivo

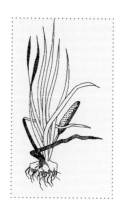

Era conocido en el Antiguo Egipto, y desde hace más de 2.000 años el cálamo aromático (*Acorus calamus*) se ha usado por los seguidores de la medicina Ayurvédica y en Yunnan (China) y como un excelente remedio contra la bronquitis, el asma y las fiebres, así como para desinfectar el agua. Se introdujo definitivamente en Europa en el siglo XVI y desde entonces no ha cesado de usarse; fue quizá el abate Kneipp quien mejor ha definido las propiedades del cálamo aromático.

■ **La planta.** Se trata de una planta perenne con un rizoma horizontal de hasta 1 metro, del que surgen largas hojas lanceoladas y con diminutas flores verde amarillentas.

En la primavera se arranca todo el rizoma horizontal, se lava, se le quitan las raíces, se seca a un calor moderado y se corta a trozos. Mientras se seca se encoge hasta casi la mitad de su diámetro y pierde el 75% de su peso.

■ **Principios activos.** Contiene tanino, almidón, un aceite esencial compuesto de pineno, aldeido asárico, calameona, asarona, dos hidrocarburos y una resina de la que se ha podido aislar un glucósido, la acarina, asociado con un alcaloide muy amargo, la calamina.

■ **Efectos.** La asarona es una sustancia psicoactiva que al ser ingerida no tarda en convertirse en una feniletilamina cuya potencia es muy

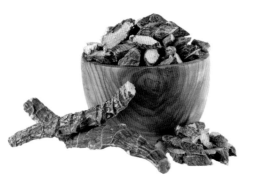

superior a la de la mescalina. Los indios cree (algonquinos) del norte de Alberta suelen masticar regularmente pequeñas cantidades de cálamo aromático como una medicina antifatiga, y en mayor cantidad lo usan como un alucinógeno en las ceremonias de iniciación de los muchachos para convertirlos en guerreros.

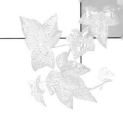

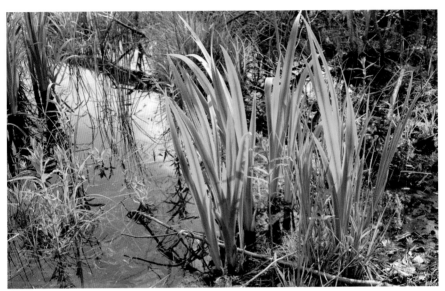

Debe tenerse en cuenta que el rizoma se deteriora con el tiempo, y que pasados dos años de su recolección ya no sirve para nada.

En medicina se le considera un poderoso estimulante digestivo, y además de diurético y sudorífico, y se emplea especialmente contra la atonía digestiva, las gastritis, la úlcera gástrica, la enteritis y las menstruaciones insuficientes.

■ **Preparación.** El rizoma tierno puede comerse (mejor con el estómago vacío), y cuando está seco posee un sabor y una textura semejantes a los del jengibre, pero al comerlo la lengua queda entumecida durante unos cuatro o cinco minutos. En medicina se usa de vez en cuando en infusión, tintura o jarabe para uso interno, y en maceración para uso externo en caso de gota, el raquitismo y la escrófula.

Infusión. En un litro de agua hirviendo se echan 30 g de rizoma triturado, el recipiente se retira del fuego y se deja reposar durante diez minutos, se filtra y puede usarse. La dosis es de tres tazas al día antes de las comidas.

Maceración. Durante seis horas se deja macerar 30 g de rizoma triturado en un litro de agua fría. Se aplica en compresas en las afecciones óseas.

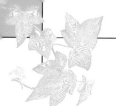

Canela
Tónica, estimulante y afrodisíaca

La corteza del canelo, es decir, la canela (*Cinnamo-mum zeylanicum*), es conocida desde hace siglos, los hebreos ya la utilizaban bajo el nombre de *kin-namon*, y en la Biblia es citada como un perfume. También los griegos la conocieron y usaron como especia.

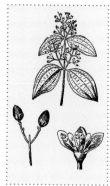

■ **La planta.** Es un árbol siempre verde que puede alcanzar de siete a ocho metros de altura, tronco liso cubierto por una corteza grisácea por fuera y rojiza por dentro. Las hojas son ovaladas, de color verde brillante por encima y glaucas y reticuladas en el envés. Las pequeñas flores son de color blanco amarillento y el fruto es una baya oval de color violeta rodeada en su base por el cáliz. Todas sus partes y mayormente la corteza poseen el característico aroma.

Se realizan dos cosechas al año, la primera de marzo a agosto y la segunda de noviembre a enero, sobre las ramas no más viejas de tres años. Se practican dos o tres incisiones longitudinales, según el grosor de las ramas, y se arranca la corteza. Se colocan en montones y a las veinticuatro horas se desprende la parte superficial y se deja secar al sol. Es entonces cuando se enrollan sobre sí mismas.

■ **Principios activos.** El aceite esencial de la canela contiene del 65 al 75% de aldehído cinámico, 4 a 10% de eugenol, alcoholes terpénicos, 1-pineno, cineol, cariofinelo, felandreno, furfurol, cimeno, linalol, azúcar, mucílago, tanino, almidón... La esencia obtenida de las hojas del canelo contiene del 70 al 75% de eugenol, 3% de aldehído cinámico, benzoato de benzilo, linalol y safrol, entre otros.

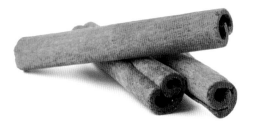

■ **Efectos.** En un buen tónico y estimulante general, antiséptico y antiespasmódico. Sus preparaciones se usan en estados de apatía y cansancio psicofísico, en

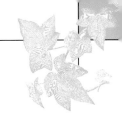

la atonía gástrica e intestinal, en anemias, flatulencias, meteorismo, menstruaciones insuficientes, alitosis, y en las afecciones respiratorias a causa del frío. Es además un suave afrodisíaco.

■ **Preparaciones. Canela en polvo.** Es la forma más simple pues se halla en el comercio y no requiere ninguna preparación. La dosis es de media cuchara de las de café al día, sola o mezclada con miel. Lo mejor es tomarla repartida en dos o tres porciones.

El polvo de canela tomado en la cantidad de un gramo al día, repartido en cinco porciones, se considera un moderado afrodisíaco.

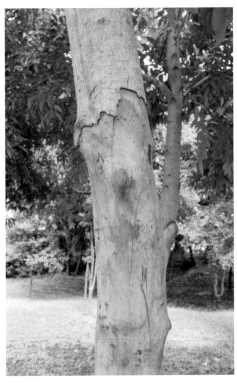

Infusión. Se pone al fuego un litro de agua y cuando hierva se le añaden de 10 a 15 g de canela contundida, se cubre el recipiente, se deja reposar 15 minutos y se cuela. La dosis es de 2 a 3 tacitas diarias. No deben usarse recipientes de aluminio.

Vino. Se dejan macerar durante 15 días 30 g de canela contundida en un litro de buen vino. Se cuela y se toma un vasito antes de las comidas. Estimula el organismo y combate la fatiga.

Tintura. Se deja macerar durante una semana 20 g de canela contundida y desmenuzada en una mezcla de 80 g de alcohol de 96° y 20 g de agua. Se filtra y guarda en un frasco de vidrio oscuro provisto de cuentagotas. Se toman de 10 a 15 gotas en un poco de agua o de vino antes de las comidas.

■ **Observaciones.** La canela es incompatible con los alcaloides y las sales metálicas.

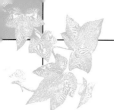

Cardamomo
Estimulante y afrodisíaco

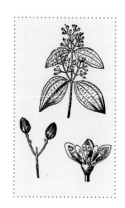

El cardamomo (*Elettaria cardamomum*) ya se menciona en antiguos escritos sánscritos y estaba incluido en las especias de la India sujetas al pago de impuestos en la aduana de Alejandría allá por los años 176-180 a. de C.

En el siglo XIX, plantas de cardamomo de los tipos de Malabar y de Mysore y procedentes de la India fueron introducidas en Ceilán donde se aclimataron y arraigaron. Hoy Sri Lanka es el mayor productor de cardamomo del mundo.

■ **La planta.** El cardamomo es una planta vivaz de rizomas subterráneos largos y nudosos de los que nacen tallos de 2 a 4 metros de altura formados por las vainas de las hojas, que son alternas, lanceoladas y verdes por ambos lados.

Las numerosas flores nacen en racimos que arrancan del rizoma y se extienden horizontalmente por el suelo.

Los frutos se cosechan antes de que terminen de madurar, cuando empiezan a cambiar su color verde en amarillo. La desecación puede hacerse al sol o en invernaderos.

El color de las semillas oscila entre el marrón claro u oscuro y el negruzco, siendo las mejores las más oscuras, pues contienen mayor cantidad de sustancias aromáticas. En Occidente puede adquirirse un cardamomo –el cardamomo mayor– que es blanquecino y que es de sabor distinto y calidad inferior.

■ **Principios activos.** Las semillas contienen de un 3 a un 7% de un aceite volátil, la esencia de cardamomo, que contiene terpineol, acetato de terpinilo, cincol, borneo!, sabineno.

■ **Efectos.** En China se le considera como la panacea de toda clase de disturbios intestinales, pero en Occidente se emplea más bien como un valioso condimento. En realidad es estimulante, estomáquico, carminativo y moderadamente afrodisíaco. Se recomienda especialmente en

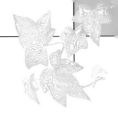

todos los estados de fatiga, los espasmos digestivos, las náuseas y la aerofagia. También es recomendable para los cantantes o quienes deben hablar mucho, pues mejora la voz.

Es muy útil masticar lentamente algunas semillas de cardamomo después de las comidas, aunque en un principio su sabor le parezca demasiado fuerte; además de favorecer la digestión limpia la boca y los dientes y elimina el mal olor de otros alimentos, como el ajo. La dosis diaria es de 0,5 a 1 g.

■ **Decocción compuesta.** Añadir dos semillas de cardamomo a una cucharadita de anís verde o extrellado (*Illicium verum*) y echarlo todo en una taza de agua. Se deja hervir durante dos o tres minutos y reposar otros diez. Una taza después de las comidas es excelente para las digestiones difíciles y la areofagia.

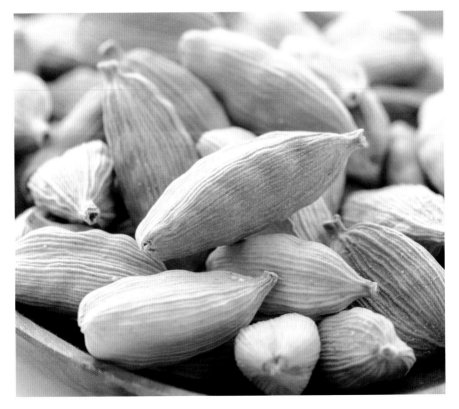

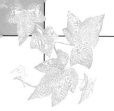

Nuez de cola
Tónica, estimulante y afrodisíaca

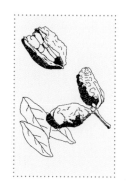

Un trocito de nuez de cola (*Cola acuminata*) masticada antes de las comidas mejora la digestión y el sabor de lo que se coma a continuación. Las semillas pulverizadas de la cola han sido usadas desde casi siempre (y lo siguen siendo) como un condimento estimulante en África, y en Jamaica y Brasil se usan en forma de bebida, también estimulante.

■ **La planta.** Es un gran árbol semejante al castaño que puede alcanzar hasta los 20 metros de altura, de tronco liso y grandes hojas alternas, lanceoladas y acuminadas.

Cuando los frutos están maduros se recolectan y separan las semillas, se hacen fermentar para desprender el tegumento y separar los cotiledones, y se secan al sol con lo que adquieren un color pardo rojizo.

■ **Hábitat.** En las junglas tropicales y cerca del curso de los ríos en África occidental (se cultiva desde Sierra Leona hasta el Gabón). Y en Sudamérica y en las Antillas.

■ **Principios activos.** Los científicos nos dicen que contiene una base púrica y cafeína, kolanina y teobromina combinadas con glucósidos, almidón y tanoides, que en el secado de las nueces se oxidan y polimerizan liberando los alcaloides.

■ **Efectos.** La nuez de cola tiene sabor amargo al principio de la masticación, pero al cabo de un rato mejora notablemente al convertirse en azúcar las materias amiláceas que contiene. Actúa como un tónico cardíaco, calma el hambre y posee notables efectos estimulantes del sistema nervioso central, especialmente de la corteza cerebral y el centro medular. Y es un suave afrodisíaco.

En medicina se aconseja en casos de neurastenia, convalecencias, astenia, *surmenage*, las afecciones pulmonares y cardíacas, así como para mejorar las condiciones físicas de los deportistas. Y también en dietas de adelgazamiento (ayuda a reducir ligeramente el apetito).

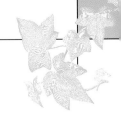

■ **Preparaciones.** Echar una cucharada sopera de polvo de nuez de cola en una taza de café negro, al que se puede añadir miel o sirope si su sabor resulta demasiado fuerte. También se emplea en tintura, elixir o vino, pero lo más práctico es tomar de 4 a 8 g de nuez de cola pulverizada al día.

Tintura. Durante 20 días se maceran 20 g de nuez de cola desmenuzada en 100 g de alcohol de 90°, se filtra y se envasa. La dosis es de 6 g diarios repartidos en tres tomas, mezclada con alguna infusión aromática.

■ **Observaciones.** En su origen, uno de los ingredientes de la coca cola que inventó el farmacéutico John Pemberton era, junto a la zarzaparrilla, la cocaína. El abuso de la cola, a causa de la cafeína, puede provocar insomnio, nerviosismo y síndrome de abstinencia, por lo que valen las mismas consideraciones hechas para el café.

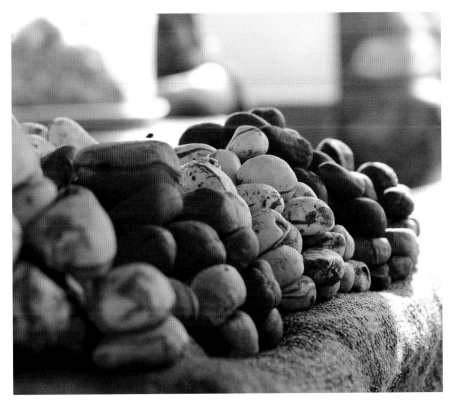

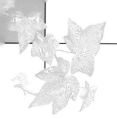

Damiana
Tónica y afrodisíaca

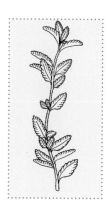

La damiana (*Turnera diffusa*) debe su nombre botánico al médico inglés William Turner, autor del *Neues Herbarium* de 1551, en el que catalogó toda la flora de la época. Pero ya era conocida en tiempo de los mayas y todavía hoy en México muchas mujeres indígenas suelen tomar una taza de infusión de hojas de damiana una o dos horas antes del coito, porque las ayuda a disfrutar plenamente del acto sexual.

Esta infusión posee un efecto tonificante sobre los órganos sexuales y el sistema nervioso, siendo más efectiva cuando se usa en combinación con bayas de sabal o palmeto (*Serenoa repens*) a partes iguales.

■ **La planta.** Es un pequeño arbusto de hojas lanceoladas de 10 a 30 cm de longitud y 4-10 mm de anchura con un corto peciolo. Entre las hojas aparecen ramas pardo-rojizas y yemas florales. Su olor es característico y aromático, y su sabor aromático, amargo y balsámico.

■ **Principios activos.** Contiene un principio amargo llamado damianina, un aceite volátil, una resina blanda y otra dura, taninos y otros compuestos.

■ **Efectos.** Es un buen tónico nervioso indicado en neurastenia, convalecencias e impotencia y un buen estimulante de las funciones cerebrales. También es un buen afrodisíaco, produciendo una euforia que dura cerca de una hora y media. En Jamaica se usa también como expectorante, y en Brasil como un tónico astringente.

■ **Preparaciones.** En infusión. La infusión se prepara hirviendo 30 g (ocho cucharadas soperas) de hojas secas y trituradas en un litro de agua durante 5 minutos. Se deja enfriar, se filtra y se toma por la noche, recomendándose su uso durante un par de semanas para lograr resultados afrodisíacos significativos. Para otros usos médicos la dosis recomendada es de 60 a 125 g al día.

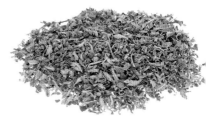

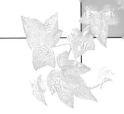

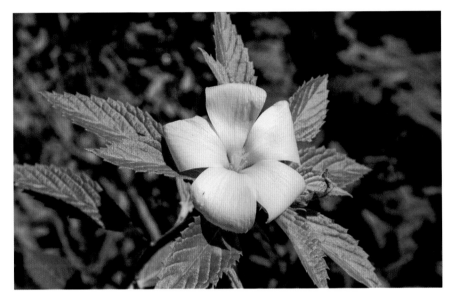

Tintura. Durante quince días se dejan macerar 20 g de hojas de damiana desmenuzadas en 100 g de alcohol de 90°, luego se filtra por papel y se envasa.

Se toman 40 gotas diarias, disueltas en vino o tisana suave y endulzada, repartidas en espacios regulares.

Licor de damiana. Los mejores resultados como afrodisíaco se obtienen bebiendo un vasito de este licor por la noche. Su sabor es exquisito.

1. Se maceran unos 30 g (ocho cucharadas soperas) de hojas secas de damiana en medio litro de vodka o ginebra durante cinco días y se filtra (sirven para ello los filtros de papel para café).

2. Se macera el residuo de hojas en medio litro de agua de manantial o destilada durante otros cinco días y se filtra como anteriormente; se calienta el líquido a 70 °C y se añade una tacita de miel removiendo hasta su completa disolución.

3. Se mezclan los líquidos resultantes de 1 y 2 y se deja reposar un mes. Durante el envejecimiento se formará un sedimento que es inofensivo, pero si se desea puede separarse decantando el líquido.

Para usos médicos se toman cuarenta gotas al día.

■ **Observaciones.** Su uso excesivo es tóxico para el hígado.

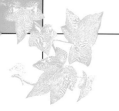

Efedra
Estimulante respiratorio

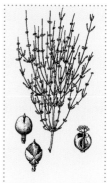

En Oriente, la efedra (*Ephedra sínica*) se usa desde hace más de 5.000 años, tanto en China como por parte de los sacerdotes vedas y zoroastrianos, que con algunas especies de efedra preparaban una bebida fermentada para usar en los ritos tántricos y lunares.

■ **La planta.** Los tallos de la efedra aumentan en alcaloides anualmente, de manera que se cortan los tallos verdes en el otoño del cuarto año, cuando producen el mayor rendimiento. La operación se realiza en septiembre u octubre y se secan al sol.

■ **Hábitat.** Se encuentra nativa en Asia central, desde Afganistán hasta el mar Amarillo; el sur de Siberia y el Japón, así como en el suroeste americano e incluso en África. En España existen dos variedades: la *E. vulgaris* y la *E. Distachya* (su contenido en efedrina es un 30% menor que la variedad sinica).

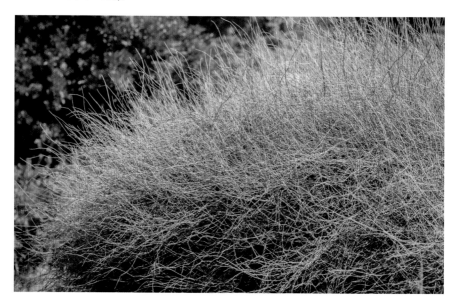

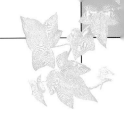

■ **Principios activos.** Contiene 1-efedrina (un alcaloide similar a la adrenalina), d-pseudoefedrina (su isómero), 1-N-metilefedrina, 1-nor-efedrina, d-Nrnetilpseudoefedrina y d-nor-pseudoefedrina. La cantidad de alcaloides depende de las variedades de efedra, siendo la sinensis la que contiene mayor cantidad (entre un 0,438 a 1,35 % de alcaloides totales).

■ **Efectos.** Su acción es múltiple: estimulante del centro respiratorio bulbar, hipertensor por vasoconstricción, tónico cardíaco, descongestionante de las mucosas respiratorias, diurética, antialérgica y sudorífica (pero a dosis elevadas o repetidas produce los efectos inversos).

■ **Preparaciones. En infusión.** En medicina se usa en curas breves e intermitentes una infusión de 10 a 20 g por litro de agua, de la que se torna una taza antes de las comidas para combatir el asma, la disnea enfisematosa, la fiebre del heno y las urticarias.

Decocción. En China se considera que el aliento es la fuente original de la vida, por lo que cualquier planta que mejore la respiración se considera sagrada.

La técnica china consiste en llenar de agua un recipiente de buen tamaño y hacerla hervir, en cuyo momento se echan una o dos onzas de efedra y se deja hervir unos cinco minutos y se decanta o filtra.

Esta decocción fermenta con facilidad. Debe hervirse diariamente para que conserve todas sus propiedades, y lo mejor es tomarla a partir del día siguiente de la preparación, pues así se fortalece su acción estimulante. Según afirman, con tres o cuatro tazas del líquido debería sentirse volar.

También suele usarse una mixtura compuesta por efedra y «bálsamo del tigre» (el popular ungüento que contiene alcanfor). La respiración mejora colocando el bálsamo del tigre en el labio, debajo de la nariz e inhalando los vapores de la efedra.

■ **Observaciones.** Usada en exceso (por ejemplo a diario durante varias semanas), existe el peligro de perder la elasticidad de los vasos sanguíneos y los bronquios. Aparte de ello, también se producen vértigos, nerviosismo e insomnio. Su empleo está contraindicado cuando se padece de hipertensión, enfermedades del corazón, diabetes o problemas de las tiroides.

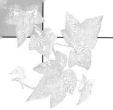

Eleuterococo
El ginseng siberiano

La antigua herboristería china resalta la utilidad del eleuterococo (*Eleutherococcus senticosus*) en las patologías renales, en la impotencia y en la incontinencia de orina. La planta forma parte, desde tiempo inmemorial, de los recursos terapéuticos en Asia Central y aparece en todos los textos de fitoterapia de la medicina china.

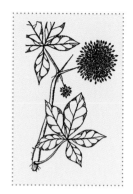

■ **En China.** Li Shi Shen, en su libro *Ben Cao Gang Mu* (*Tratado de las hierbas*) de 1569, amplía el estudio del eleuterococo considerándolo como un formidable remedio para aumentar la resistencia a la fatiga y a las enfermedades, y favorecer la longevidad. Y pone énfasis en que carece de efectos tóxicos incluso tomado en grandes dosis. Incluye toda una serie de recetas basadas en el Wucha, solo o junto a otras plantas medicinales, y lo recomienda mezclado con la Yuanzhi (*Polygola sp.*) para fortalecer y potenciar la memoria.

■ **En Rusia.** Los estudios del profesor Breckhman confirman todos estos datos. Él confirma que su propiedad más importante es su acción estimulante y adaptógena que permite utilizarlo no sólo para el tratamiento de diferentes trastornos, sino en caso de estrés o agotamiento general. Gracias a sus estudios, los atletas rusos destacaron en los JJOO, sin necesidad de recurrir a sustancias dopantes o peligrosas, durante las décadas de la guerra fría.

■ **La planta.** Es un arbusto espinoso de unos 3 metros y hasta 7 metros de alto. Las flores, bisexuales, son pequeñas y apiñadas en umbelas esféricas: las femeninas amarillentas y las masculinas violáceas. Los frutos son unos abundantes racimos de bayas que contienen las semillas, negras y ovaladas.

■ **Hábitat.** Crece espontáneo en Siberia y en la frontera con China, en los bosques de frondosas y cedros de las tierras bajas, y a partir de los 800 metros también en bosques de frondosas y coníferas.

■ **Principios activos.** Los principales son los eleuterósidos: el A (glucósido del [3-sitosterolo, el B (isofraxidina); el C (galatóxido del etanol), junto a los compuestos D, E, 1, K, L y M.

■ **Efectos.** Es efectivo en las afecciones relacionadas con el sistema nervioso central, las cápsulas suprarrenales y las glándulas sexuales, ejerciendo una acción gonadotropa sobre la próstata y las vesículas seminales.

Ha dado excelentes resultados en los trastornos nerviosos o psíquicos, sobre todo de carácter funcional, como neurosis, distonía vegetativa, estados asténicos, trastornos vasculares, estados hipocondríacos,

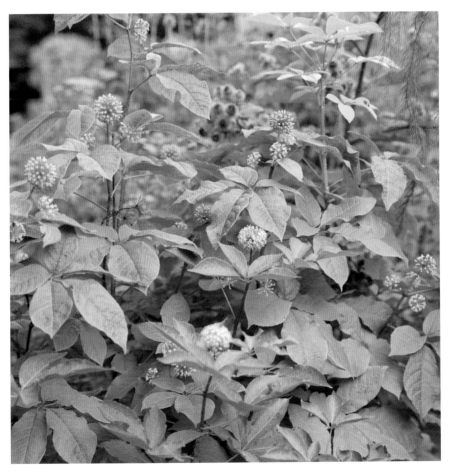

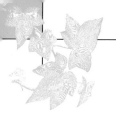

neurosis climáticas, ansiedad, fatiga e insomnio. En todos estos casos produce un efecto sedante, calmando y equilibrando emocionalmente a los enfermos, incluso en los casos crónicos tratados previamente con quimioterapia.

Como toda planta medicinal adaptógena, su acción se dirige siempre donde es más necesaria en el organismo. Por ejemplo, en caso de trastornos cardiovasculares actúa equilibrando la tensión arterial, aumen-

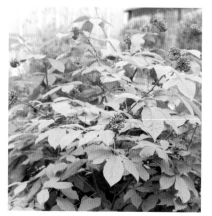

tándola en caso de hipotensión, y reduciéndola en la hipertensión (excepto en hipertensiones extremas); además, normaliza el número de leucocitos y muchas veces incrementa la tasa de hemoglobina y reduce el colesterol nocivo.

El eleuterococo acrecienta la percepción de los sentidos, en particular la sensibilidad del ojo a la luz y la agudeza visual, e incluso su uso prolongado parece mejorar la agudeza auditiva.

El efecto más evidente es el aumento de la resistencia del organismo, pudiéndose considerar como el más eficaz de los adaptógenos conocidos. Con un amplio abanico de efectos terapéuticos, no ocasiona cambios en las funciones fisiológicas normales del organismo y normaliza las funciones perturbadas.

■ **Preparaciones.** Lo más práctico y habitual en estos momentos es tomarlo en forma de suplemento dietético, es decir, las cápsulas que suelen tomarse una en ayunas por la mañana y otra antes de la comida principal.

Para obtener un efecto terapéutico estable se recomienda seguir dos o tres tratamientos de cuatro a cinco semanas cada uno, dejando entre ellos un intervalo de un par de semanas.

También las hojas poseen una cierta actividad antifatiga y estrógena, por lo cual empiezan a incluirse en la preparación de cosméticos.

■ **Observaciones.** No se le conocen efectos negativos.

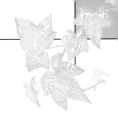

Enebro
Tónico y reconstituyente

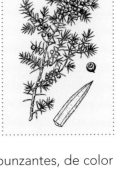

Desde tiempo inmemorial se ha considerado al enebro (*Juniperus communis*) como una panacea, y sus bayas figuran entre los diuréticos y depurativos más conocidos.

■ **La planta.** Se trata de un arbusto siempre verde que puede alcanzar más de 6 metros de altura. Crece en casi todos los montes españoles. Sus hojas son extraordinariamente estrechas, largas, ásperas y punzantes, de color azulado y casi siempre en grupos de a tres.

Todas las partes del enebro son activas, pero lo más empleado son las bayas, que deben recolectarse en setiembre y octubre, procurando elegir las que estén muy maduras. Pueden usarse frescas o desecadas, y el secado debe hacerse en capas muy delgadas y removiéndolas con frecuencia. Una vez secas, se guardan en frascos bien cerrados.

■ **Hábitat.** Su resistencia al frío y sus facultades de adaptación le han permitido expandirse por casi todo el mundo; sin embargo, prefiere los terrenos calcáreos. En Europa se le encuentra por todas partes, pero también en América del Norte, Asia y el norte de África.

■ **Principios activos.** Sus principales constituyentes son la juniperina y un aceite esencial que contiene bomeol, isobomeol, cadineno, pineno, camfeno, terpineol, alcohol terpénico, albúmina y azúcar.

■ **Efectos.** El enebro es ideal en caso de trastornos digestivos, falta de apetito, fatiga general, anemia, afecciones cutáneas debidas a la mala calidad de la sangre, problemas urinarios, cálculos y arenillas renales, gota y más recientemente, en fibromialgia, dentro de un plan dietético general. Además, se usa como antiséptico pulmonar en resfriados y bronquitis. También es eficaz en caso de diabetes y de menstruaciones dolorosas.

■ **Preparaciones. Bayas frescas.** El abate Kneipp recomendaba un tratamiento del reumatismo consistente en consumir nebrinas frescas, cuatro

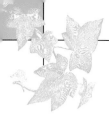

de ellas el primer día, e ir aumentando la dosis a razón de una nebrina cada día hasta llegar a las 15; luego, ir disminuyendo una por día hasta llegar a una, con lo que finaliza el tratamiento.

Como antidiabéticas, se trituran cada día una decena de nebrinas y se toman con agua durante quince días al mes.

Infusión. En un litro de agua hirviendo se echan 15-30 g de nebrinas trituradas. Se apaga el fuego y se deja reposar 10 minutos. Se filtra el líquido y se toman tres o cuatro vasitos al día, entre las comidas.

Es excelente como tisana tónica, estimulante y diurética. Su uso está indicado, consecuentemente, en la debilidad de estómago, la falta de energías, anemias y convalecencias.

Decocción. Se toman 250 g de ramas tiernas o 100 g de nebrinas machacadas y se hierven durante dos horas en dos litros de agua. Se cuela el líquido, se exprimen los residuos y se juntan los líquidos obtenidos, los cuales pueden usarse añadiéndolos al agua de baño o para impregnar compresas.

Esta decocción es muy útil en todas las formas de reumatismo, y de modo especial en las musculares, el lumbago y la ciática. También es una excelente loción capilar y puede aplicarse al lavado de llagas y úlceras.

Tintura. Se prepara dejando macerar 100 g de nebrinas frescas y machacadas en medio litro de alcohol de 60°. El recipiente deberá guardarse en sitio fresco y removerse a diario. A los ocho días se cuela, se exprimen los residuos, se juntan los líquidos obtenidos y se filtra.

En uso externo esta tintura –y también el aceite– es eficaz para fricciones en caso de reumatismo, el lumbago, la ciática, hinchazones dolorosas, neuralgias y cansancio excesivo.

Aceite. Se dejan macerar durante 15-20 días 100 g de nebrinas en medio litro de aceite de oliva, y se procede exactamente igual que con la tintura.

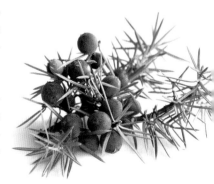

■ **Observaciones.** El enebro está contraindicado si se padece una inflamación aguda renal. Su uso abusivo o prolongado no es recomendable a quienes posean fragilidad renal.

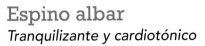

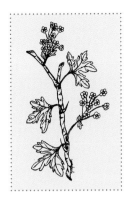

Espino albar
Tranquilizante y cardiotónico

Los frutos del espino albar (*Crataegus oxyacantha*) fueron una notable fuente de alimentación de los hombres primitivos. En los países limítrofes del bajo Danubio se hacía una especie de pan con la harina conseguida secando y pulverizando los frutos. Por eso antiguamente en Europa Central a los frutos del espino albar se les llamaba bayas de harina. Sin embargo, el empleo del espino albar como antiespasmódico, tranquilizante y cardiotónico es muy posterior.

■ **La planta.** Es un arbusto que puede alcanzar hasta los cuatro metros de altura cuyo tronco está cubierto por una corteza lisa y de un color gris claro que con el tiempo se convierte en agrietada y rojiza. Sus ramas están guarnecidas de afiladas espinas y hojas caducas de un verde brillante, y al comenzar la primavera se cubren de numerosas flores blancas, a las cuales suceden en el verano unos frutos pequeños y rojizos.

Las flores, de cinco pétalos, débiles y perfumadas, aparecen en pequeños ramilletes blancos con ligeras tonalidades rosadas. Se recolectan en primavera, cuando están a punto de abrirse y se desecan lo más rápidamente posible a la sombra y en un lugar aireado y luego se conservan en un sitio seco.

Los frutos, semejantes a pequeñas peras de color rojizo, son poco carnosos, insípidos y farináceos, encerrando de una a tres semillas.

La corteza de las ramas jóvenes se recolecta a finales de invierno, antes del despertar completo de la savia. Y los frutos en otoño, una vez están bien maduros; unos y otras deben secarse en un horno o una estufa a calor muy suave; y las hojas en cualquier momento, pero preferiblemente en primavera.

■ **Hábitat.** Crece espontáneo en los torrentes y laderas de las montañas de toda Europa, de ambas orillas de la cuenca mediterránea y de Norteamérica.

■ **Principios activos.** Las flores contienen manganeso, quercitina, trimetilamina, procianidina, lactonas, flavonoides, y pequeñas cantidades de

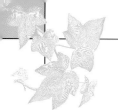

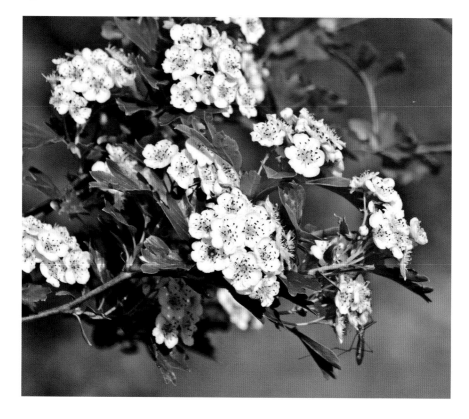

esencia. En las bayas también existen trazas de ácido cianhídrico, y además en la corteza crataegina y oxiacantina.

■ **Efectos.** La corteza es febrífuga y las hojas y frutos son astringentes y antidiarreicas. Pero lo más importante son las flores, que se consideran un excelente tónico del corazón y del sistema circulatorio. Además de regular la tensión arterial, de manera que tanto si es alta como si es baja los resultados son siempre los mismos: volverla a sus niveles normales.

Si a eso añadimos que no es tóxica ni acumulativa, comprenderemos que muchos médicos consideren las flores del espino albar como superiores a la digital y demás sustancias empleadas contra la arteriosclerosis y la angina de pecho. Además, son sedantes y antiespasmódicas, lo que las hace útiles en caso de insomnio y en todo tipo de alteraciones neurovegetativas.

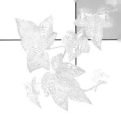

■ **Preparaciones. Polvo de corteza.** Como febrífugo es útil pulverizar finamente la corteza de las ramas tiernas una vez bien desecadas. De este polvo se tomarán 8-10 g cada cuatro horas durante los accesos.

Infusión de corteza. Se echan 50 g de corteza triturada en un litro de agua hirviendo; se separa del fuego y se deja reposar 10 o 15 minutos; se cuela y al igual que el polvo, se torna una taza cada cuatro horas.

Decocción de hojas o frutos. En un litro de agua se hierven durante 15 minutos 30 g de frutos bien machacados. Se retira del fuego, se deja reposar otros 15 minutos y se filtra. Se tornan de 3 a 5 tazas diarias aromatizadas con miel. Si se carece de frutos pueden usarse las hojas, pero doblando su cantidad en peso. En caso de anginas puede usarse la misma decocción, pero incrementando la dosis de frutos a 50 g.

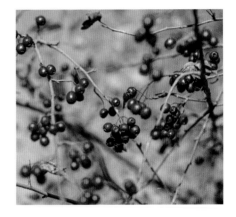

Infusión de flores. Se pone a calentar un litro de agua y cuando rompe a hervir se apaga el fuego y se echan 30-60 g de flores. Se tapa el recipiente, se deja reposar 15 minutos y se cuela el líquido, que se bebe tibio o frío.

La dosis es de una taza antes de las comidas principales durante un mes; luego se descansan diez días antes de reemprender el tratamiento.

En casos de arteriosclerosis avanzada, con posibilidad de una angina de pecho, puede aumentarse la dosis a tres tazas diarias.

Tintura. Se ponen a macerar 200 g de flores en un litro de alcohol de 60° durante una semana, removiendo suavemente cada día. Luego se cuela el líquido con un lienzo, se exprime bien el residuo, se mezclan los dos líquidos obtenidos y se filtra.

De esta tintura se recomienda tomar 10 gotas tres o cuatro veces al día durante tres semanas al mes para la hipertensión, y 40-50 gotas antes de acostarse, como antiespasmódico e hipnótico.

Vino. Se prepara macerando 50 g de flores en un litro de buen vino blanco durante 10 días. Se filtra y se toman tres o cuatro cucharadas al día.

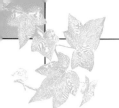

Fumaria
Tónico digestivo

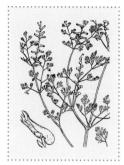

Es una planta (*Fumaria officinalis*) recomendada a lo largo de los siglos, tanto para las afecciones oculares como para trastornos del hígado. Entre los árabes, Avicena y Juan Mesué (Masawaih al-Mardini) la consideraban, además, excelente para combatir las enfermedades de la piel.

En el siglo XVII, Schroeder la prescribe para el bazo, el hígado, la vesícula biliar y como depurativa de la sangre, y en el siglo XVIII, Desbois de Rochefort considera a la fumaria como un específico de las enfermedades hepáticas y como el mejor de los herpéticos, el más apropiado para combatir el espesamiento de la bilis.

■ **La planta.** Florece una o dos veces al año, y lo más característico de la fumaria son precisamente sus flores, de forma irregular. Su color es rojo vinoso, más pálido en las piececitas laterales y granate en los bordes.

Se recolecta la planta entera durante la floración y se seca extendiéndola en telas o cañizos, a la sombra de un lugar aireado o colgándola del techo en manojos. Siempre que sea posible es preferible usarla fresca.

■ **Hábitat.** Aun cuando es originaria de Oriente se ha aclimatado en nuestros climas y actualmente la encontraremos en casi toda Europa y Asia. Gusta de las tierras bien abonadas, en particular los viñedos y campos de cereales.

■ **Principios activos.** Su principio activo es una serie de alcaloides del grupo de la berberina, el principal de los cuales es la fumarina. También contiene ácido fumárico, flavonoides, idrasteina, captisina, aminoácidos (glicina, serina, ácido glutámico), ácido cerílico y sales potásicas.

■ **Efectos.** Además de los ya comentados, se usa en todas las enfermedades de la piel (acné, dermatosis, herpes y sarna), en los trastornos hepáticos, especialmente en la congestión, la ictericia y la hepatitis; en la artritis, como tónica en la pereza intestinal y la inapetencia; en la hipertensión y la arteriosclerosis, y también como depurativa.

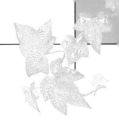

Conviene tener en cuenta que cuando se utiliza la fumaria, en especial el jugo, en los ocho primeros días el examen hematológico indica un notable aumento de glóbulos rojos, mientras que a partir de entonces su número disminuye sensiblemente.

Así, de aperitiva y tónica al principio, se convierte en calmante e hipnótica si se prosigue o incrementa el tratamiento. Por eso, a menos que sean esos los objetivos propuestos, sea cual fuere la cura iniciada y la enfermedad que se desea remediar, el tratamiento no debe durar más de ocho días, y ha de ser seguido por diez de descanso antes de reemprenderlo.

■ **Preparaciones. El jugo fresco.** La fórmula clásica consiste en desmenuzar la planta con un poco de agua en un mortero y exprimir la pasta resultante en una prensa o envuelta en una servilleta que se somete a presión. Luego, se deja reposar unas horas para que se depositen las partes sólidas y se filtra el líquido a través de una tela fina. Se tomarán de cinco a seis cucharadas soperas al día mezcladas con miel o leche para suavizar su sabor amargo.

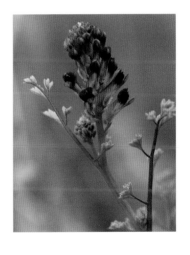

Como hemos dicho, este jugo es muy eficaz aplicado sobre las afecciones de la piel.

Decocción. En un litro de agua fría se añaden 25 g de planta fresca o 50 de planta seca, calentando hasta ebullición; se mantiene así 5 minutos, se apaga el fuego y se deja reposar 10 minutos antes de filtrar y guardar. Se endulza con miel y se toman tres tazas diarias, una antes de cada comida.

Jarabe. Se extraen 150 g de jugo de fumaria y una vez clarificado y filtrado se le añade el mismo peso de miel, sirope de ágave o azúcar integral de caña y se cuece a fuego suave hasta que tenga consistencia de jarabe. La dosis es de dos a cuatro cucharadas diarias.

Loción para la piel. Se hierven 50 g de fumaria seca en medio litro de leche durante 5 minutos. Se separa del fuego y se deja reposar otros 10 minutos. Una vez filtrado se usa como una leche de belleza.

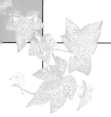

Genciana
Tónica, estimulante y digestiva

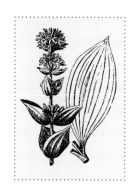

Se cree que la genciana debe su nombre a Gentius, rey de Iliria, en los Balcanes, que dio a conocer su acción bienhechora probablemente en el siglo II a. de C. cuando, vencido y preso en Roma, reveló sus virtudes. En todo caso los romanos aprendieron en la práctica las propiedades de la genciana durante la conquista de la Galia: por eso se dice que quizá fueran los druidas, expertos en cuestión de plantas, quienes revelasen estas virtudes estomacales, si bien los egipcios ya la usaban contra los problemas estomacales. Y lo cierto es que, hasta que no se descubrió la quinina en el siglo XVII, la genciana era el remedio más empleado contra las fiebres intermitentes. Y a principios del siglo XX, el abate Kneipp afirmaba: «Quien disponga de un pequeño huerto debe cultivar salvia, ajenjo y genciana; así tendrá una farmacia siempre a su alcance».

■ **La planta.** La familia de las gencianáceas posee cientos de especies, de las cuales unas veinte se encuentran en Europa; de ellas, la genciana amarilla es la más apreciada. Florece de junio a agosto, agrupando sus grandes flores amarillas en manojos.

La raíz es la única parte que se usa en medicina; tiene un diámetro del grosor de un dedo pulgar, siendo cónica, rugosa y gris al exterior y amarilla y esponjosa por dentro, de olor fuerte y característico y sabor amargo. Se recolectan las raíces de plantas relativamente viejas, es decir, de las que han florecido y tienen hasta ocho años.

La recolección se hace en otoño, antes de las primeras nevadas, cuando la planta ha recogido en su raíz cuanto ha elaborado durante el verano, o en primavera, antes de brotar. La extracción es trabajosa, pues las raíces son recias y profundas, pudiendo llegar a pesar hasta siete kilos. Deben limpiarse rápidamente y ponerse a secar al aire libre o bien en secaderos a 60°C como máximo, así se elimina el riesgo de fermentación y la raíz conserva su color amarillo.

■ **Hábitat.** La genciana es originaria de los Cárpatos, pero aparece en las cordilleras de Europa y Asia. En España crece en los prados y montes del

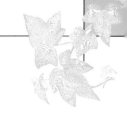

Pirineo, en la cordillera Cantábrica, en Galicia y en Cataluña, pero por desgracia, esta planta tiende a desaparecer de las sierras españolas por la recolección abusiva de que es objeto por parte de los comerciantes.

■ **Principios activos.** El sabor fuertemente amargo de la genciana se debe a los glucósidos que contiene, entre los cuales destaca la genciopicrina (activa contra el paludismo); la genciomarina, pectina, gentiina, ácido gentiotánico, un principio oloroso volátil, glúcidos y toda una serie de compuestos menores.

■ **Efectos.** Se considera que la genciana es el mejor de los amargos puros, pues tonifica sin irritar. Posee una acción tónica general y en particular sobre el hígado y la vesícula biliar, estimulando las secreciones gástricas,

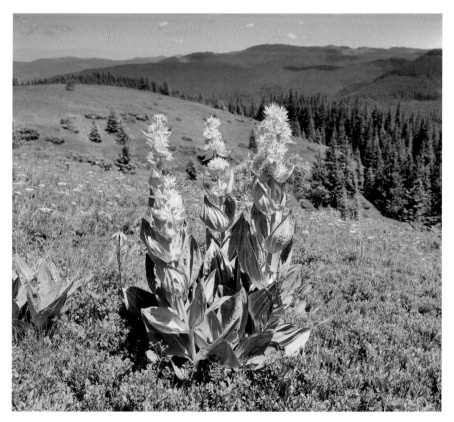

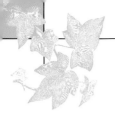

lo que, además de aperitiva, la hace inapreciable en casos de anemia, inapetencia, digestiones difíciles, dispepsia, atonía intestinal, flatulencias y toda clase de disturbios digestivos e intestinales.

La raíz seca es un febrífugo muy enérgico y eficaz contra la malaria, propiedad a la que debe su sobrenombre de «quina de los pobres». Pero además posee la propiedad de estimular la formación de glóbulos blancos, lo que la hace todavía más preciosa para los anémicos, fatigados, organismos débiles y predispuestos a enfermedades infecciosas y en la debilidad resultante de las convalecencias.

Es un buen depurativo de la sangre y una buena ayuda en caso de afecciones reumáticas y similares.

■ **Preparaciones. Polvo.** En caso de astenia se recomienda tomar un gramo de polvo de genciana con una cucharadita de miel antes de la comida principal.

Infusión. En un litro de agua se echan 10 g de raíces bien contundidas, se calienta hasta ebullición, se aparta del fuego, se deja enfriar lentamente y se cuela. Contra las fiebres intermitentes se toman cuatro tacitas repartidas a lo largo del día.

Decocción. En un litro de agua de hacen hervir durante 5 minutos 10 g de raíz de genciana contundida; se deja reposar durante una hora y se filtra. Se toma una taza antes de las comidas.

Tintura. Durante 20 días se dejan macerar 20 g de raíz contundida en 100 g de alcohol; se filtra por papel y se envasa. Se toman de 2 a 10 g divididos en tres tomas, mezclados con vino o agua azucarada contra los oxiuros, la anorexia, la gota y el artritismo.

Vino. Se dejan macerar 30 g de genciana menudamente contundida en 600 g de alcohol de 96°. Pasados dos días se le añade un litro de vino generoso, a poder ser de Jerez, se deja macerar otros quince días y se filtra por papel. Tres chupitos, uno antes de cada comida. Es excelente como tónico y para toda clase de problemas digestivos.

■ **Observaciones.** A dosis elevadas puede causar dolores de cabeza. La raíz fresca tomada en fuertes dosis provoca vómitos y contracciones musculares.

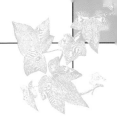

Ginkgo
Ideal para el intelecto

El ginkgo (*Ginkgo biloba*) es un árbol que vive en nuestro planeta desde hace más de 250-270 millones de años, mucho antes de la aparición de los dinosaurios.

■ **El árbol de los dinosaurios.** Durante el período Jurásico se llegaron a contabilizar once especies distintas pero hace 65 millones de años, y coincidiendo con la desaparición de los dinosaurios, comenzó su declive. Se extinguieron en América hace siete millones de años y cuatro millones de años después, en Europa. Por eso se dice, con razón, que el ginkgo moderno es un fósil vivo, con otros fósiles claramente emparentados a él que los paleontólogos datan del período Pérmico, hace 270 millones de años.

De aquel grupo de árboles (Ginkgoáceos) que prosperó en tiempos en que nuestros antepasados eran todavía insectos sólo ha sobrevivido

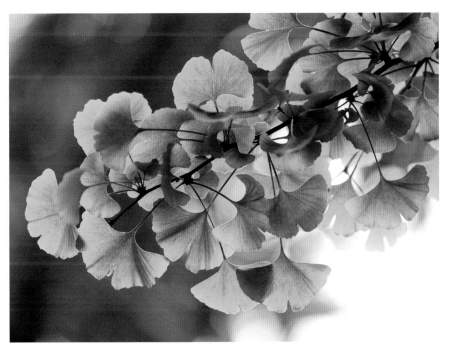

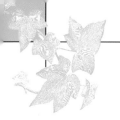

una especie, el ginkgo biloba. Los últimos ginkgos sobrevivieron en los jardines de templos budistas de China, Japón y Corea, en donde se consideraban como árboles sagrados. En China, los monjes ya lo utilizaban para mantener las funciones mentales. El nombre procede de la palabra china «yah-chio», (pie de pato), por la forma de sus hojas.

■ **En Occidente. Hiroshima.** El ginkgo fue descubierto en 1690 o 1691 por el botánico y naturalista alemán Engelbert Kaempfer, que vio algunos ejemplares en jardines de monasterios budistas japoneses. De allí se trajeron los primeros ejemplares que llegaron a Europa en 1717 y en 1758 ya estaban en América.

El ginkgo soporta muy bien la contaminación, el fuego, las bajas temperaturas, la falta de luz e incluso la radioactividad: el 6 de agosto de 1945 en Hiroshima explotaba una de las dos bombas atómicas lanzadas sobre Japón en la Segunda Guerra Mundial. Un ginkgo que se encontraba en los jardines de un templo budista, a 1 km. del lugar de la explosión quedó destrozado. Sin embargo, en la primavera siguiente, el viejo ginkgo brotó de nuevo. Hoy en día, al pie del árbol, que sigue vivo, se puede leer la inscripción «No más Hiroshima».

■ **El árbol.** Puede vivir más de 2.000 años y en estos momentos existen ejemplares datados con más de 1.000 años de antigüedad. Suele medir alrededor de 30-40 metros de altura (llegan a los 60 metros). Pueden verse ginkgos en los parques de bastantes ciudades del mundo, desde Nueva York hasta Barcelona. También aparece en amplias zonas del sur y del este de EE.UU., sur de Francia y en ciudades de Argentina y Uruguay.

■ **Las hojas y la memoria.** Precisamente son sus hojas, ricas en antioxidantes y múltiples componentes y virtudes, el objeto de todo tipo de investigaciones. Según los expertos la hoja contiene compuestos muy activos que tonifican el sistema circulatorio, por lo que se incorpora a productos energéticos destinados a mejorar la memoria. Las hojas se utilizan en infusión, generalmente unidas a alguna

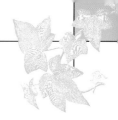

otra planta, como el té verde. Al recolectarlas se secan y conservan en unos saquitos herméticos. También se obtiene en tintura y, como suplemento dietético, en extracto seco en cápsulas, ampliamente difundido.

■ **Una planta perfecta para la actividad intelectual.** El ginkgo es un neuroprotector. Según confirman abundantes pruebas clínicas es el tratamiento natural más adecuado para tratar la pérdida de memoria y de concentración así como para retrasar la demencia senil. Además tiene propiedades antiinflamatorias, mejora la circulación sanguínea, alivia determinados trastornos vasculares y reduce la fatiga y la ansiedad. Y todo ello –

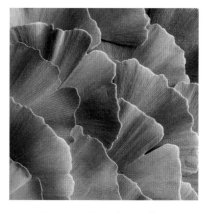

como buen adaptógeno– sin efectos secundarios. ¿De algún fármaco puede decirse lo mismo?

■ **Composición.** Sus principales componentes bioactivos son los glucósidos flavonoides, las lactonas de terpeno y el ácido ginkgólico. Se ha comprobado que los flavonoides del ginkgo biloba (ginkgoloides y heterósidos) presentan un efecto antiespasmódico similar a la papaverina, fármaco que se usa para mejorar el flujo sanguíneo, que funciona relajando los vasos para que la sangre pueda fluir con facilidad al corazón y a través del cuerpo. Además, el ginkgo biloba contiene una sustancia llamada bilobálido con una demostrada acción protectora de las células del sistema nervioso.

■ **Extracto.** El ginkgo posee flavonoides que al ingerirse aumentan la circulación sanguínea central y periférica, con lo que es más eficiente la irrigación de los tejidos orgánicos. También aumentan los receptores de serotonina.

En resumen, de las hojas del ginkgo se obtiene un extracto antioxidante que favorece la circulación y tonifica la memoria, lo cual es ideal en caso de pérdida de memoria, cansancio, confusión, depresión y ansiedad, sobre todo en las personas en edad madura y senil.

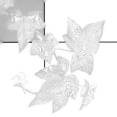

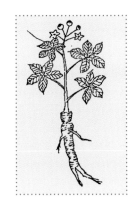

Ginseng
El mejor tónico y regenerador orgánico

La raíz de ginseng (*Panax ginseng*) es venerada desde hace milenios en China, Japón y Corea desde que una leyenda explicaba que el Todopoderoso Espíritu de la Montaña envió un niño milagroso en forma de raíz con aspecto humano para salvar a la humanidad, y dicha raíz sólo podría ser encontrada por quien fuese digno de ella. Existen varias leyendas míticas sobre el ginseng, que en todo caso es conocido desde hace unos 1.500 años, y en Occidente desde 1709, gracias al jesuita Jartoux, mientras cartografiaba la Tartaria. A partir del siglo XIX se inició su popularidad, exagerándose sus propiedades. Hoy se sigue considerando, sobre todo en Asia, una panacea que proporciona larga vida, salud y felicidad,.

El nombre de ginseng proviene de la asociación de dos caracteres chinos formando un vocablo que se pronuncia gin-seng en chino mandarín, vocablo que significa literalmente «Hombre-raíz», lo que define el aspecto de la raíz que evoca vagamente la mitad inferior de un ser humano con sus dos piernas, lo mismo que sucede en Europa con la mandrágora. Y con este nombre de ginseng se le conoce en todos los idiomas actuales.

■ **La planta.** La descripción depende de la edad de la planta, que evoluciona con los años. En estado silvestre nace de una semilla que madurada en otoño cae al suelo y germina en primavera limitándose a desarrollar un pequeño tallo de apenas 3 o 4 centímetros de altura y dos o tres hojitas. Sin embargo, pronto desaparece y su actividad subterránea se limita a prepararse para crear, al año siguiente, otro tallo algo mayor, de unos 5 o 6 cm y adornado con varias hojas (de 5 a 8). Al tercer año su altura puede alcanzar 8 o 10 cm, se puebla de hojas y su raíz se desarrolla plenamente y empieza a echar retoños.

■ **Las raíces y el sabor.** Pero lo más importante son las raíces, largas y tuberificadas, que pueden alcanzar hasta un metro de longitud y vivir durante veinte años. Sin embargo, su tamaño y valor no aumentan indefinidamente, por lo cual suelen recolectarse en otoño, cuando tienen entre 3

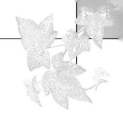

y 8 años (preferentemente entre los 6 y 8), una vez maduradas las semillas y enriquecida y fortalecida la raíz.

Su forma es parecida a una chirivía, pero a medida que envejece se oscurece, ramifica y se cubre de arrugas. Su olor es débilmente agradable y su sabor al principio es agrio debido a las saponinas, y luego algo azucarado.

Actualmente las raíces se desecan al sol o bien se tratan con fuego y vapor. Las primeras se elaboran como ginseng blanco y las segundas como ginseng rojo.

■ **Tipos de ginseng.** Hay tres variedades de ginseng que se distinguen por su aspecto:

• La raíz china y coreana es de color amarillo de cuero y llega al comercio con sus delgadas raíces secundarias entrelazadas de raicillas. Sus extractos son los más apreciados por su mayor actividad.

• La raíz japonesa es amarillo-pálida, fusiforme y exenta de raicillas.

• La raíz americana, cuando no llega sin corteza, presenta surcos longitudinales y es de color amarillo.

■ **Hábitat.** La variedad asiática crece espontánea en las vertientes meridionales de los bosques vírgenes y húmedos, en el borde de las torrenteras, en bosques espesos, pero siempre en medio de una abundante vegetación, tanto en Corea, como en los bosques umbríos de las cordilleras del Asia Oriental, desde el Nepal hasta Manchuria, el Japón y las zonas costeras del Pacífico.

■ **Principios activos.** La raíz de ginseng está compuesta de féculas, sustancias estrógenas, ácido panáxatico y una serie de glucósidos como la ginsenina, panax, saponina, etc. Y se estudia una sustancia, la ginseonosida RF de efectos aparentemente similares a los de los opiáceos. Por otra parte, recordemos que nada tiene que ver el ginseng chino y coreano (*Panax ginseng*) con el siberiano (*Eleutherococcus senticosus*) o el brasileño (*Pfaffia paniculata*), entre otros.

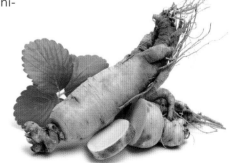

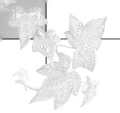

■ **Efectos.** Dejando de lado las historias fantásticas que lo consideran una panacea universal capaz de curar todos los males y recuperar a ancianos y enfermos, el ginseng es también una planta adaptógena con una acción depurativa, tónica, eupéptica y estimulante que lo hace muy útil en todos los estados depresivos y en la astenia. Es el medicamento ideal para las personas fatigadas o convalecientes, y muy especialmente para los ancianos a los que parece renovar sus energías y proporcionarles una aparente y nueva juventud.

El ginseng actúa principalmente sobre el sistema nervioso central y ejerce un efecto importante sobre las funciones cerebrales, especialmente en lo que se refiere a los procesos de excitación y relajación que tienen lugar en la región del córtex.

Ayuda a mejorar la memoria y, al activar las síntesis orgánicas, aumenta el número de glóbulos rojos, su contenido en hemoglobina y favorece la espermatogénesis (de aquí que sus efectos alcancen el nivel sexual). Además, posee una acción desintoxicante sobre el hígado y disminuye la tasa de colesterol en caso de hipertensión. Por último, ejerce una acción favorable sobre el ritmo cardíaco y las funciones respiratorias, fomenta el sueño natural y reparador y es un excelente remedio contra el estrés.

Sus efectos se manifiestan progresivamente y empiezan a notarse a partir de las 3-4 semanas de tomas regulares. Puede afirmarse que prácticamente no es tóxico, incluso a altas dosis y no crea hábito, sin embargo lo más prudente es no abusar del mismo.

■ **Preparaciones** (a partir de la raíz desecada). **Ginseng en polvo.** Se toma una cuchara de las de café llena de polvo por la mañana y otra por la tarde, durante las comidas.

Decocción. Se hierven durante tres o cuatro minutos de 3 a 5 g (dos o tres cucharadas de las de café) en un litro de agua; se filtra y queda dispuesta para su uso. La dosis es de tres tazas al día, una antes de cada comida.

Licor. Durante dos meses se dejan macerar 20 g de raíces en 900 cc. de whisky, se filtra y guarda. La dosis es de dos vasitos de licor, uno por la mañana y otro por la tarde.

Lo más práctico es adquirirlo en las farmacias en forma de extractos vegetales para infusiones o en forma de cápsulas, ampollas bebibles y sobres. Últimamente el ginseng suele asociarse a preparados polivitamínicos.

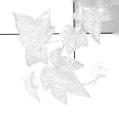

Guaraná
Estimulante nervioso y erótico

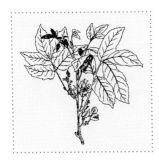

El nombre de guaraná (*Paullinia cupana*) se refiere a la tribu de los indios guaranís del Paraguay y el Mato Grosso (Brasil), que le atribuyen un origen divino. Según la leyenda, la primera planta no nació de semillas, sino de los ojos de un niño divino muerto por una serpiente, que una vez sepultado quiso, por su poder divino, perpetuar su fuerza vital en la planta en beneficio de los humanos.

Desde la más remota antigüedad y mucho antes de que los botánicos europeos describieran la planta, los nativos guaraníes ya buscaban en el bosque las semillas de guaraná.

■ **La planta.** El guaraná es una liana sarmentosa de hojas alternas. El fruto es una cápsula roja en forma de pera o aovada que contiene generalmente una sola semilla. Éstas son de color negro parduzco, del tamaño

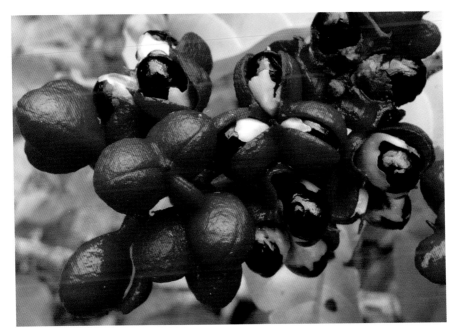

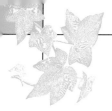

aproximado de una uva, rodeada cada una de ellas por un arillo color carne, y se separan fácilmente cuando el fruto se seca.

■ **Hábitat.** En las junglas y los ríos de los territorios cruzados por los ríos Madeira, Maués y Ramos, principalmente en el estado de Amazonas en el Brasil, y también en Venezuela.

■ **Composición.** Las semillas contienen del 3,5 al 5% de cafeína, además de cantidades muy inferiores de teobromina, teofilina y otras varias purinas.

■ **Efectos.** Posee propiedades diuréticas, y es astringente y antidiarreico. Además es un estimulante físico, nervioso y sexual, un tónico general, analgésico y un antineurálgico muy útil en caso de neuralgias nerviosas y menstruales. Estimula y favorece la actividad cerebral, aumenta la resistencia a la fatiga y disminuye la fiebre.

En medicina se usa como tónico y estimulante. Puesto que produce cierta disminución del apetito, puede ser de ayuda en las curas de adelgazamiento, y en algunas escuelas esotéricas se utiliza como parte de un entrenamiento para el control consciente de cuerpo a través del ayuno.

■ **Preparación. Decocción.** Para usos medicinales se prepara una decocción con 3 g de guaraná pulverizado que se hierven durante 10 minutos en 150 cc de agua, se deja enfriar y se toma a cucharaditas, como si fuera una taza de café, una sola dosis al día, después de comer o cuando convenga en los primeros síntomas de la migraña. Para los niños se rebaja la dosis a la mitad o la tercera parte, según la edad.

Agua blanca. El agua blanca es una bebida muy estimada que aseguran les da fuerza y longevidad. Para prepararla se sirven de un hueso áspero para pulverizar las semillas y emplean de 4 a 8 por cada taza de agua. A veces le añaden chocolate para hacerlo más tónico.

■ **Observaciones.** El guaraná está contraindicado en personas propensas al estreñimiento, o con el sistema nervioso fácilmente excitable. Un uso excesivo puede producir nerviosismo y tolerancia, así como síndrome de abstinencia. Por su elevado contenido en cafeína, puede aplicarse al guaraná todo lo dicho sobre dicho alcaloide al tratar del café.

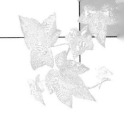

Jengibre
Uno de los mejores tónicos digestivos

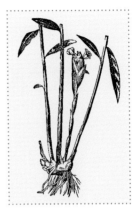

El jengibre (*Zingiber officinale*) es una de las plantas medicinales más usadas en Asia, no en vano en sánscrito recibe el nombre de Visha Beshgaja, que significa remedio universal, y los árabes lo emplean como afrodisíaco y pectoral; pero en Europa, a pesar de que se conoce como aromático desde antiguo, es en la actualidad, en fechas relativamente recientes, que se le reconocen universalmente sus virtudes.

■ **La planta.** El jengibre se propaga fácilmente mediante estacas de rizoma que contengan una yema y se plantan entre marzo y mayo a varios centímetros de profundidad y separados entre sí por unos 30 cm. Las plantas maduran en unos 9-10 meses.

Las raíces se recolectan en el mes de octubre; una vez se han secado las partes aéreas de la planta se lavan, secan, cortan a trozos y se conser-

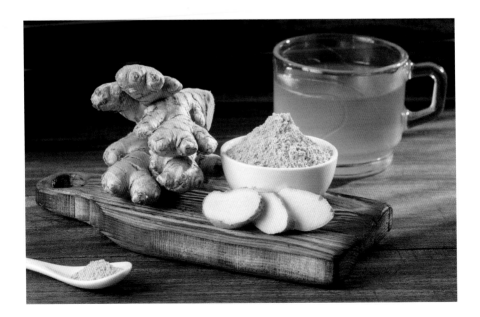

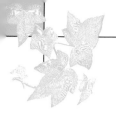

van en lugar seco y ventilado. El interior es amarillento y posee un sabor alcanforado, aromático y agradable.

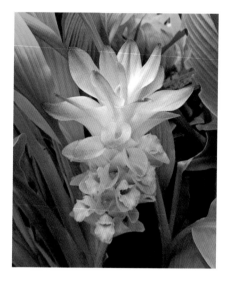

■ **Hábitat.** El jengibre crece espontáneo en las Indias Orientales y especialmente en los alrededores de Gingi, en Malabar, Sri Lanka y Ambroina (China). Pero además se cultiva en Costa de Marfil, Japón, China, India, México, las Antillas y, mayormente, en Jamaica. En Europa se cultiva en invernaderos.

■ **Principios activos.** Un aceite esencial formado por derivados terpénicos y una resina que contiene los elementos picantes, especialmente el gingerol.

■ **Efectos.** Es digestivo, tónico estomacal, aperitivo, antiséptico, antiescorbútico, febrífugo y antirreumático. Y se dice que también es un suave afrodisíaco.

■ **Preparaciones.** Se usa en polvo, del que se añade un pellizco a los alimentos; en decocción, vino y tintura.

Decocción. Se hacen hervir durante tres minutos 3 g (una cucharada de las de café) de jengibre triturado o pulverizado en una taza de agua y se filtra. Contra la hipercolesterolemia se toman tres tazas al día.

Para beneficiarse de todas las propiedades del jengibre lo mejor es tomar una taza de esta decocción cada mañana durante tres semanas. Esta cura debe realizarse preferentemente en invierno.

Vino. Se dejan macerar durante tres o cuatro días 5 g de jengibre en un litro de vino blanco. Se filtra y se toman de 10 a 20 gotas en un poco de agua fría tres o cuatro veces al día, antes de las comidas.

Tintura. Durante 15 días se maceran 100 g de jengibre en 250 g de alcohol de 96° y 1 litro y medio de agua; se filtra y se guarda. Se toman de 10 a 20 gotas en un poco de agua antes de las comidas.

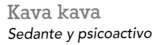

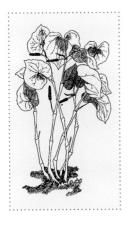

Kava kava
Sedante y psicoactivo

La leyenda del kava kava (*Piper methysticum*) forma parte de las creencias religiosas de la Polinesia y sintetiza las relaciones entre el ser humano, el sol, el cielo, el agua y la tierra, así como entre la divinidad y los mortales. Todavía hoy en día sigue formando parte de las ceremonias Kava de los samoanos.

■ **La planta.** Es un arbusto provisto de hojas profundamente acorazonadas en la base y acuminadas en el ápice; de la base de las hojas surgen alcayatas muy cortas densamente cubiertas de diminutas flores. La raíz es un rizoma con un olor débil y agradable muy característico, y un gusto picante y amargo. El fruto es una baya algo más pequeña que la pimienta negra.

■ **Hábitat.** Es natural de las islas de la Polinesia, en las que se encuentra desde el nivel del mar hasta los 300 o 400 metros de altura en altiplanos y bosques húmedos, frescos y con abundante luz solar, donde en verano la temperatura se mantiene estable alrededor de los 30 °C.

■ **Principios activos.** Alrededor de un 10% de resina que contiene metisticina, seudometisticina, yangonina, kavaína (un alcaloide), glucósidos, ácido kávico y almidón. Son sustancias insolubles en el agua, con la cual sólo se emulsionan; pero en cambio son solubles en alcohol, aceite y disolventes de las grasas, incluidos los jugos gástricos.

■ **Efectos.** En pequeñas cantidades actúa como un tónico estimulante y produce euforia, pero en mayores dosis produce una extrema relajación, letargo y una somnolencia profunda en la que se mantiene intacta la vivacidad mental, a veces acompañada de alucinaciones visuales y auditivas que pueden durar de dos a tres horas. En medicina se considera al kava como un antibacteriano y antifúngico que además es un sedante nervioso con tropismos genito-urinarios. Está muy indicado en caso de inflamaciones crónicas de las vías urinarias, la blenorragia y las cistitis.

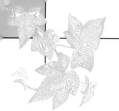

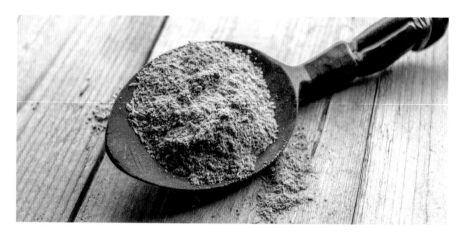

■ **Preparaciones. Decocción.** En medicina se usa la decocción de 20 g de rizoma triturado en 300 cc. de agua. Se toman dos tazas al día.

Forma tradicional polinesia. Tradicionalmente, en la Polinesia, se emulsionaba el kava en agua para hacer un brebaje embriagador conocido con el nombre de awa. A veces lo masticaban y luego lo escupían en un tazón, mezclándolo con leche de coco.

Para lograr los máximos efectos psicoactivos, los hippies americanos mezclaban 1 onza de kava con 10 onzas de agua (o mejor todavía, con leche de coco), dos cucharadas de aceite de oliva y una cucharada de lecitina. Lo mezclaban todo hasta que el líquido adquiría una apariencia lechosa y entonces se servían 1 o 2 cucharadas por persona.

Otra de las formas usadas consistía en extraer el kava con alcohol en caliente y eliminar el disolvente por evaporación. El residuo se disolvía en brandy caliente, vodka, o miel. Sin embargo debe usarse con mucha prudencia, pues sus efectos son mucho mayores.

■ **Observaciones.** Con el tiempo la masticación del kava destruye el esmalte dental. El uso constante y excesivo de la raíz fresca con alcohol puede crear hábito y al cabo de varios meses la piel se vuelve amarillenta y los ojos ensangrentados, se presenta debilidad, enflaquecimiento, diarreas, sarpullidos y úlceras escamosas. Estos síntomas desaparecen en dos o tres semanas cuando se abandona su consumo.

El mejor consejo que podemos dar es no usar el kava sin consejo facultativo.

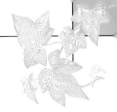

Lechuga
Sedante y anafrodisíaca

La popular y humilde lechuga (*Lactuca sativa*), que tan a menudo aparece en nuestra mesa en las indispensables ensaladas, posee además notables propiedades calmantes y sedantes que la hacen utilísima en muchas enfermedades nerviosas y en el insomnio. Las virtudes sedantes y anafrodisíacas de la lechuga ya eran conocidas por los antiguos egipcios, que prensaban sus semillas para obtener un aceite refrescante.

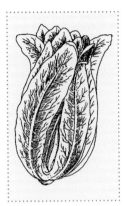

■ **Lactucario.** En el siglo XIX se consideró el lactucario (jugo seco de la lechuga) como un rival del opio, porque puede utilizarse como sucedáneo sin los peligrosos efectos secundarios que puede ocasionar el opio. Los indios norteamericanos también conocían estas cualidades y fumaban el lactucario de lechuga silvestre (*Lactuca virosa*), la abuela de nuestra actual lechuga que era mucho más activa, hipnótica y alucinatoria.

Las hojas y el tallo contienen un jugo de aspecto lechoso que se espesa en contacto con el aire. A este jugo se le llama lactucario cuando se le extrae mediante incisiones en el tallo, y tridacio si se obtiene por expresión del mismo (ver más abajo).

■ **La planta.** Cuando es tierna, la lechuga es un manojo de apretadas y sabrosas hojas, pero si se deja crecer llegará a alcanzar más de un metro de altura, apareciendo al final de sus tallos unas flores amarillas dispuestas en panículos ramosos. Es entonces, en el momento en que culmina su desarrollo y se apresta a florecer, cuando potencia todas sus cualidades medicinales, que anteriormente eran muy débiles.

Las lechugas cultivadas que hoy conocemos son una variedad que parte de la lechuga silvestre. Sólo necesita tierras sueltas, ricas y húmedas.

■ **Principios activos.** El lactucario obtenido de la lechuga silvestre contiene lactucerina, lactuccina y ácido lactúcido, un aceite volátil, vitaminas C y E y otras sustancias complementarias.

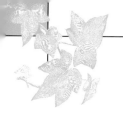

■ **Efectos.** En medicina, el lactucario procura resultados inmejorables en el insomnio, palpitaciones, espermatorrea, priapismo, espasmos musculares, neuralgias, bronquitis y similares. Pero donde presta sus mejores servicios es en la medicina infantil, en la que se usa especialmente contra la tos ferina.

■ **Preparaciones.** Son muy variadas las formas en que se emplea, siendo las principales la decocción, el zumo, el tridacio y el lactucario.

Decocción. Se hierven 60 g de lechuga en un litro de agua durante 10 minutos; se deja reposar hasta que esté templado, se filtra y se toma una taza endulzada con miel media hora antes de acostarse. Favorece un sueño apacible, siendo especialmente útil a las personas nerviosas o de temperamento sensual.

Recordad que cuando se usan lechugas tiernas del comercio es muy difícil dar dosificaciones exactas: su riqueza en productos activos depende del grado de madurez de la planta y del método de cultivo.

Zumo. El zumo fresco de lechuga se obtiene machacando la planta envuelta en un lienzo y exprimiéndola luego en una prensa de mano, o bien retorciéndola como una muñeca. Los modernos extractores de jugo son cada vez más asequibles y prácticos.

El zumo es excelente en caso de nerviosismo, contra la tos y para combatir los insomnios recalcitrantes, especialmente en los niños. (De 3 a 4 g de zumo repartidos en varias tomas). Puede diluirse en alguna infusión aromática, como la tila.

Tridacio. El tridacio se obtiene cortando a pequeños trozos dos o tres tallos de lechuga espigada y machacándolos en un mortero o en una batidora hasta convertirlos en una pulpa que se deslíe en un litro de agua. Se hierve hasta reducirlo a la mitad y se cuela a través de un lienzo limpio. Luego se evapora lentamente al baño de María hasta obtener un residuo sólido. De este residuo sólido, o tridacio, se puede tomar un gramo con miel o incorporado a una tisana calmante.

Una variante consiste en guardar el medio litro, aproximadamente, que queda después de colarlo para tomar una tacita endulzada con miel.

Obtención del lactucario. Es el mejor y más activo de los productos obtenidos de la lechuga; se obtiene cuando la planta está a punto de florecer. Se desmocha cortando el ramillete floral con una navaja bien afilada y se recoge la leche que mana de la herida en un recipiente de

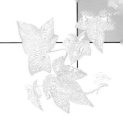

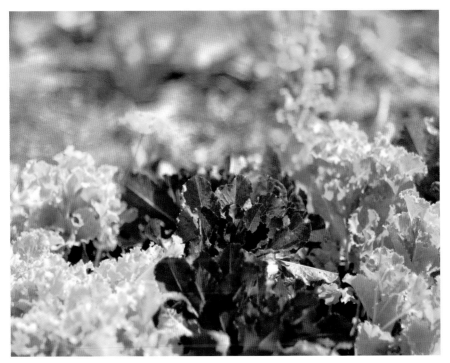

porcelana. Todos los días se realiza la misma operación, cortando el tallo un poco más abajo para renovar la herida y dar salida a nuevas cantidades de zumo, hasta agotar la planta.

Cuando el jugo se ha endurecido en el recipiente se extrae calentándolo suavemente y dando golpecitos; luego se corta en piezas y se seca al sol, adquiriendo un color pardo sucio, olor nauseabundo y gusto amargo.

En medicina se extrae el lactucario puro disolviendo una parte en cuatro de alcohol de 50-55° (más puro también disolvería las resinas que lo acompañan); se filtra y se destila o evapora el alcohol. La dosis depende de la edad y enfermedad, pudiendo oscilar de 0,1 a 0,5 g.

■ **Observaciones.** Todo lo dicho se refiere a la lechuga común, y no debe extrapolarse a la lechuga silvestre. Esta última es tan enérgica que su uso puede ser peligroso sin prescripción médica; se ha llegado a emplear como narcótica y alucinatoria, con efectos muy discutibles sobre la salud.

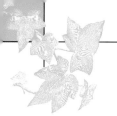

Maca

Nutritiva, vigorizante... y estimulante sexual

Esta planta peruana (*Lepidium meyenii*) se está haciendo muy popular en todo el mundo gracias a sus virtudes afrodisíacas y vigorizantes, tanto para hombres como para mujeres. En Perú tiene una reputada fama como alimento afrodisíaco, por eso es conocida como «el viagra vegetal», si bien, a diferencia de la famosa pastilla, allí se consume como complemento para mezclar con la leche del desayuno. En EE.UU. y algunos países europeos podemos encontrarla en forma de cápsulas.

■ **Una planta americana.** Los antiguos habitantes andinos comenzaron a cultivar esta planta desde más de 3.600 años en la zona del altiplano de Junín, cerca del lago Titicaca. En la época de los incas se valoraba mucho su eficacia, la consideraban como un «regalo de los dioses».

En épocas prehispánicas el cultivo de la maca se extendía por Perú, Bolivia, Ecuador, Colombia y el norte de Chile y Argentina, a lo largo de una extensa zona que hoy ha quedado notablemente reducida.

Los indígenas conocían sus propiedades tonificantes y frecuentemente la daban a comer a los guerreros para aumentar su combatividad en las batallas. Los conquistadores tardaron en apreciar las bondades de esta planta, ya que los indígenas no querían desvelar sus secretos. Ellos conocían las propiedades tonificantes de la maca y frecuentemente la daban a comer a los guerreros para aumentar su combatividad en las batallas. Hoy se recomienda en casos de cansancio mental, pérdida de memoria y convalecencia de enfermedades, especialmente de tipo vírico.

■ **Hábitat.** Crece a gran altura (hasta 4.400 m) en las punas, zonas donde casi ninguna planta puede sobrevivir debido al aire poco respirable y al clima riguroso. Ocurre lo mismo que con otras plantas tónicas, como el ginseng, probablemente porque al tener que adaptarse a un medio tremendamente hostil, la planta ha de elaborar en su seno sustancias de protección que le permitan la supervivencia, sustancias que actúan sobre nosotros dándonos vigor y fortaleza.

■ **Composición.** Los dos tipos de maca, la amarilla y la morada, aparte de su contenido en pigmento, tienen una composición e indicaciones

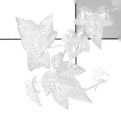

prácticamente idénticas. La maca contiene el 60% de carbohidratos, el 10% proteína, 8,5% fibra dietética, y 2,2% grasas. Es rica en minerales esenciales, especialmente selenio, calcio, magnesio y hierro. Incluye ácidos grasos, ácido linolénico, ácido palmítico y ácido oleico, así como polisacáridos.

La maca es rica en el aminoácido L-arginina, que mejora la cantidad y calidad de los espermatozoides y favorece un efecto vasodilatador (aporta más sangre en la zona pélvica).

■ **Vitalidad.** Como decimos, la maca es una planta muy beneficiosa para la libido de hombres y mujeres. Aumenta la vitalidad, contribuye a recuperar el gasto energético y reduce el cansancio. Favorece la regulación de testosterona, e influye beneficiosamente sobre la glándula pituitaria y el hipotálamo que, a su vez, activan el buen funcionamiento de los ovarios, testículos, adrenales, tiroides y páncreas. Y en general suele mejorar la infertilidad en mujeres y hombres.

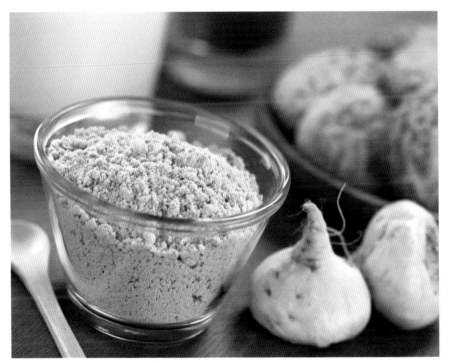

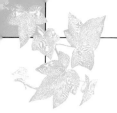

En la mujer alivia problemas de los ciclos menstruales (dismenorrea o dolores menstruales, molestias durante la regla, molestias durante la menopausia, también fortalece y ayuda al crecimiento óseo). Además, gracias a sus propiedades antioxidantes, la maca retrasa el envejecimiento, como podemos notar en la piel y el cabello.

■ **Alimento y medicina.** La maca tiene el poder de aumentar la adrenalina natural, alivia la fatiga crónica y es uno de los pocos alimentos que ayudan en caso de fibromialgia. Es un poderoso complemento antiestrés que alivia dolores óseos y musculares (reumatismo, artritis, artrosis…).

En general es una planta que aumenta el nivel de energía física y mental y aporta muchos nutrientes, con efectos beneficiosos sobre las glándulas suprarrenales.

Posee un efecto estimulante en pacientes con deficiencia en la glándula tiroides y es un buen aliado en caso de osteoporosis, ya que nos remineraliza (contiene calcio, sílice, fósforo, etc.) y favorece el equilibrio hormonal.

La raíz seca de maca posee un elevado valor nutricional, similar a los granos de cereal, por ejemplo, al de los granos de arroz y trigo.

■ **En la cocina.** En el Perú se suele comer hervida; sus raíces secas se suelen mezclar con leche para formar unas gachas suaves. También se mezclan con frecuencia con otros alimentos (granos, patatas) o bien se deseca y tritura en forma de harina para hornearla.

La cerveza suave que se hace con la maca fermentada se conoce como chicha de maca. También son muy populares los productos de repostería que contienen puré de maca hecho con agua o leche, miel, canela, y fruta.

Las hojas comestibles de maca se pueden utilizar crudas en ensaladas o cocidas como una berza.

La raíz se puede comer fresca o moderadamente seca, o hacer con ella harina para añadir a la leche, zumos o simplemente al agua, habitualmente aromatizada con vainilla y limón.

Las propiedades culinarias de la maca son, además, muy numerosas, ya que se prepara en mermeladas, jugos o como un ingrediente más en cualquier sopa de verduras.

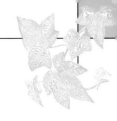

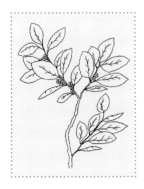

Mate

Estimulante nervioso, antifatigante y psicoactivo

Introducido muy recientemente en la farmacopea, el mate (*Ilex paraguariensis*) ya era usado por los incas y guaranís desde mucho antes de la llegada de los conquistadores españoles; los indígenas masticaban las hojas de mate que les hacían olvidar la fatiga.

Con la fundación del Estado Jesuita del Paraguay a mediados del siglo XVI, el uso del mate se extendió prodigiosamente, al descubrir que ayudaba a desintoxicar a los guaranís del alcohol que les daban los cazadores de esclavos.

El mate se introdujo en Europa, como una novedad, en las décadas de 1930 y 1940.

■ **La planta.** Es un árbol de tres a diez metros de altura, corteza blanquecina, hojas ovales y persistentes, coriáceas, con nervios salientes en el dorso, profundamente dentadas y de un color entre verde amarillento y verde oscuro. Sus flores aparecen en racimos y son pequeñas y blancas; los frutos son unas pequeñas bayas violetas.

■ **Hábitat.** El mate crece en altitudes medias (unos 900 metros de altura) en el Brasil, Paraguay, Argentina y Uruguay. Su zona de vegetación se extiende por más de 140.000 kilómetros cuadrados sobre la meseta de Curitiva, desde la Sierra do Mar hasta el límite oeste del Estado de Mato Grosso.

■ **Principios activos.** Compuestos tanoides, resina, bases púricas como la cafeína y la mateína (un alcaloide de propiedades análogas a las de la cocaína), así como una fuerte proporción de hierro, sodio, potasio y magnesio, además de un elevado contenido en vitamina C.

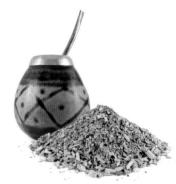

■ **Efectos.** El mate es un poderoso diurético y antiséptico, pero también un tónico general,

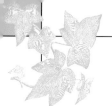

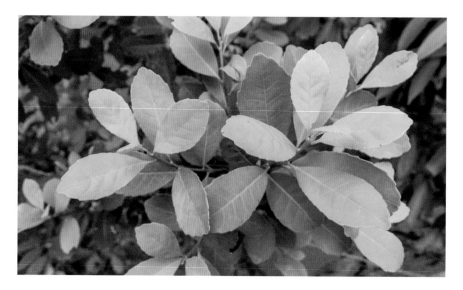

estimulante del corazón y del sistema nervioso que ayuda en caso de digestiones difíciles; pero ante todo favorece la actividad muscular e intelectual y suprime la fatiga. Como medicamento se usa en las astenias, neurastenias, convalecencias y dispepsias.

■ **Preparación.** En medicina se usa la decocción, pero, también persiste la forma popular y tradicional de consumirlo.

Decocción. En caso de agotamiento nervioso se hacen hervir durante 10 minutos 10 g de hojas de mate seco y triturado en un litro de agua. La dosis es de tres tazas diarias.

Bebida tradicional. La bebida del mate se ha convertido en una especie de rito en el que se introducen las yemas (*caasuys*), las hojas enteras (*caa-gazu*), o sin los nervios (*caa-mari*) ligeramente tostadas con un poco de azúcar en una calabaza llamada *matte* en Paraguay y *culha* en Brasil; se añade agua hirviendo y después de dejarlo reposar unos minutos se sorbe con un tubo delgado de junco o de metal llamado *bombilla*, que en su base posee una tela metálica que hace las funciones de filtro.

■ **Observaciones.** El mate en altas dosis actúa como un psicoactivo de efectos similares a la cocaína, es decir, produce una excitación pasajera a la que sigue un embrutecimiento que impide todo trabajo.

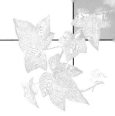

Menta
Tónica, sedante y excitante a la vez

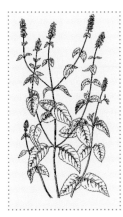

La menta (*Mentha piperita*) y el género Mentha son uno de los más complejos del mundo vegetal gracias a la extensa variedad de híbridos procedentes del cruce natural de sus también numerosas especies: *Mentha rotundifolia*; *M. viridis, M. crispata, M. logifolia, M. pulegium, M. arvensis, M. aquatica.*

La menta más apreciada es la menta piperita, que en realidad es la hibridación de las variedades viridis y aquatica, conseguida en Inglaterra en 1750.

En la antigüedad la menta poleo (*M. pulegium*) era bien conocida por los egipcios y hebreos, que la apreciaban por la sensación de frescor que procura. Prueba de la atención que le prestaban nuestros antepasados la tenemos tanto en el papiro de Ebers como en los muros del templo de Edfú, dedicado a Horus. Sus paredes están cubiertas de jeroglíficos que describen las técnicas que se usaban en la preparación de los perfumes litúrgicos, donde la menta se cita repetidamente.

También tenía un papel importante en los misterios griegos: Ovidio, en sus *Metamorfosis* dice que Plutón, loco de amor por la ninfa Minta, hija de Cocite, fue infiel a su esposa Proserpina quien al sorprender el concubinato, transformó a Minta en una planta, a la que dio su nombre. Plinio, basándose en esta leyenda griega de Plutón y Minta, termina recomendando a estudiantes y poetas que trencen coronas de menta y se las coloquen en la cabeza para mantener el espíritu claro y libre de ideas turbadoras.

En cambio, en la actualidad, los estudios muestran que la eliminación del aceite esencial de menta por las mucosas provoca cierto erotismo vaginal.

■ **La planta.** La menta es una planta vivaz, con numerosos estolones aéreos y subterráneos y tallos un tanto rastreros. Su olor es muy característico y su sabor aromático y ardiente deja una sensación de frescor.

La recolección debe hacerse cuando la menta está a punto de florecer –en España, de mayo a septiembre– y las partes utilizadas son las hojas y las sumidades floridas. La desecación deberá hacerse a la sombra y en un

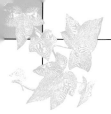

lugar bien ventilado, a poder ser en capas delgadas. Si se desecan con aire caliente, la temperatura no deberá sobrepasar los 30° C.

La menta se reproduce por vía vegetativa, es decir, mediante esquejes o a través de sus espolones en primavera. Al ser una planta híbrida sus semillas son estériles, y si alguna vez germinan no existe la seguridad de que las plantas que nazcan reproduzcan la planta originaria.

■ **Hábitat.** A veces aparece asilvestrada a lo largo de caminos, prados húmedos y en sitios frescos y umbríos al escapar de algún cultivo abandonado. Se cultiva en España, Francia, Italia, Inglaterra, Alemania, Hungría, Rusia y Estados Unidos. Prefiere terrenos frescos y profundos, así como riegos abundantes y diarios, al menos en verano.

■ **Principios activos.** La esencia de menta piperita se compone de mentol, libre y en combinación con los ácidos acético y valeriánico, en proporciones tan variables que el mentol oscila entre el 30 y el 70%, y los ésteres entre el 6 y el 25% . Además contiene mentona, menentonas, cineol, piperitona y terpenos.

■ **Efectos.** La menta es un tónico general y digestivo, a la vez que un estimulante, estomacal y carminativo que amortigua las sensaciones dolorosas al actuar sobre los nervios transmisores; a ello se debe su efecto sedante cuando se introduce un trocito de algodón empapado en mentol en una muela cariada y dolorosa; o cuando se aconseja ponerse hojas de menta dentro de los calcetines para combatir un frío insoportable.

También es importante su acción activadora de la secreción biliar, además de una acción afrodisíaca en las mujeres.

■ **Preparaciones. Infusión.** Se echan 15 g de menta desmenuzada en medio litro de agua hirviendo; se separa del fuego, se deja reposar 10 minutos y se cuela; la dosis es de tres tazas al día.

Tomada antes de las comidas excita el apetito, evita el ardor de estómago y calma las palpitaciones. Tomada después de las comidas actúa contra las toses rebeldes, la diarrea crónica, la debilidad general, las menstruaciones dolorosas, al mismo tiempo que evita –o alivia– las náuseas y vómitos tan molestos en los primeros meses del embarazo.

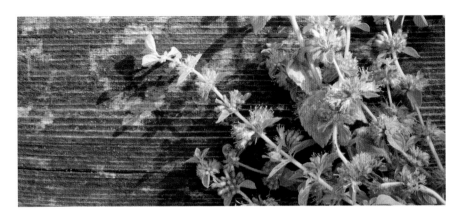

También es útil cuando existen retenciones de orina, aún cuando para ello la dosis de menta debe aumentarse a diez g de menta por taza de agua. Y por último, los gargarismos con dicha infusión alivia los dolores dentales y elimina el mal aliento.

Tintura. Durante quince días se dejan macerar 20 g de menta desmenuzada en 100 g de alcohol de 90°; se filtra por papel y se envasa.

La dosis es de 1 a 5 g repartidos en tres o cuatro tomas y diluidos en agua (puede ser endulzada)..

Vino. Durante 15 días se dejan macerar 20 g de hojas de menta desmenuzada en un litro de buen vino blanco seco; se cuela y se toma un chupito después de las comidas.

Aceite esencial. Mezclado con agua hirviendo o bien vertiendo unas gotas sobre un terrón de azúcar o una cucharadita de miel varias veces al día. Es eficaz contra el asma y la tos.

Jugo fresco. Para retirar la leche cuando llega el momento del destete se tomarán de 15 a 20 g al día.

Cataplasmas. Las cataplasmas formadas por una mezcla de menta piperita y harina de trigo aplicadas sobre los pechos activan la rápida resolución de los estancamientos de mama. Puede reemplazarse dicha cataplasma por el cocimiento de la planta, en fomentos repetidos.

■ **Observaciones.** El mentol puede interaccionar sobre el bulbo raquídeo. Además, si bien la infusión de menta actúa como sedante del sistema nervioso, debe evitarse su toma por la noche porque puede producir insomnio, cosa que a veces los estudiantes aprovechan para estudiar de noche.

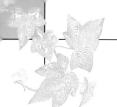

Pasionaria
Sedante

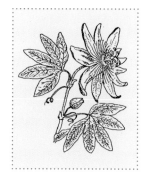

Originaria del continente americano, esta gran enredadera de flores misteriosas no fue conocida en Europa hasta mediados del siglo XVIII, pero pronto se convertiría en una planta imprescindible para el tratamiento de la ansiedad, angustia, neurosis e insomnio de origen nervioso.

Dice la leyenda que su origen es debido a las lágrimas vertidas por María Magdalena a la muerte de Cristo, que al caer en la tierra fueron las semillas de la pasionaria. Por ello, los tres estigmas del centro de la flor representan los tres clavos; las cinco anteras, las cinco heridas; la corona es la de espinas o el halo de la gloria; las diez piezas florales (cinco pétalos y cinco sépalos) los diez apóstoles (sin Judas ni Pedro) y los zarcillos, los látigos de sus perseguidores.

■ **La planta.** Es una trepadora provista de zarcillos axilares, hojas alternas y palmeadas con 3-5 hendiduras y lóbulos aserrados, cuya distribución es siempre la misma: cáliz en forma de copa con cinco sépalos, corola de cinco pétalos blancos y alternados, espléndida corona a franjas de distintos matices que rodea circularmente a los pétalos, y en el centro los estambres y pistilos cuya colocación y aspecto han dado lugar a su nombre de flor de la pasión.

El fruto es una baya aovada con la forma y el tamaño aproximados de un huevo de gallina; es dulce y comestible y contiene numerosas semillas planas, aovadas con un arillo amarillo, olor ligero y sabor acre.

Se utiliza toda la planta, excepto las raíces, y se recolecta de junio a septiembre, durante su floración: se seca al aire y se guarda en saquitos resguardada de la humedad.

■ **Hábitat.** Gusta de los suelos secos, arenosos y sueltos. La *P. incarnata* se cría en las Antillas y el sur de los Estados Unidos, desde Virginia hasta Florida, y por el oeste hasta Texas y Missouri; la *P. caerulia* es originaria de Brasil y Perú, y actualmente se ha extendido por toda Sudamérica. Introducidas en Europa a finales del siglo XVII, su uso como flor ornamental se ha popularizado por doquier.

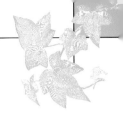

■ **Principios activos.** Contiene los alcaloides harmina, harmane y harmol; un compuesto ciánico, catechol, pectina y derivados flavonoides.

■ **Efectos.** Es un sedante sin efectos secundarios depresivos, de magníficos resultados en el tratamiento de la histeria, neurastenia, alcoholismo, angustia, palpitaciones, epilepsia y disturbios de la menopausia y en general en todos los casos de gran excitación cerebral. Un isómero de la harmina, la harmalina, se ha usado con éxito en el mal de Parkinson.

■ **Preparaciones. Infusión.** Se pone a calentar una taza de agua y cuando rompe a hervir se apaga el fuego y se echa una cucharada de postre de la planta, bien triturada; se tapa y se deja reposar durante diez minutos, se filtra y queda lista para usar.

Contra el insomnio, la angustia, el nerviosismo y como antiespasmódico, pueden tomarse dos o tres tazas al día entre las comidas, la última al acostarse.

Contra las neuralgias también se toman tres tazas de etsa tisana, que conviene tomar lo más caliente que se pueda.

Tintura. Se ponen a macerar 50 g de la planta en 250 cc. de alcohol de 60° durante quince días agitando diariamente el frasco; se filtra y queda dispuesta para su uso. De esta tintura se toman de 30 a 50 gotas disueltas en un poco de agua antes de acostarse.

Vino. Otra forma agradable de usar la pasionaria consiste en dejar macerar durante seis días 60 g de la planta bien triturada en un litro de buen vino blanco. Se filtra y se endulza a gusto con sirope de ágave. Un chupito una hora antes de acostarse.

■ **Observaciones.** Hay que procurar no pasarse en las dosis, pues en cantidades mayores actúa como un alucinógeno; sus efectos podrían ser peligrosos y similares a los de la morfina.

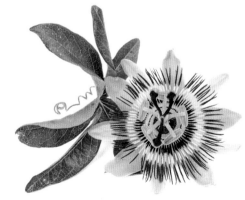

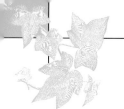

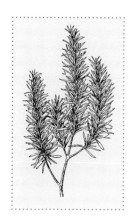

Romero
Tónico, estimulante, sedante y curalotodo

Se han encontrado ramitas de romero (*Rosmarinus officinalis*) en tumbas egipcias y era una planta sagrada en Grecia y en Roma. Posteriormente, los árabes, que lo usaban abundantemente, descubrieron el modo de extraer su aceite esencial por destilación. A lo largo de los siglos XVI y XVII, el protagonismo fue para el «agua de romero». Y todavía hoy se sigue utilizando en la cocina: es una especia indispensable, sobre todo en los países del sur, que contribuye a activar la digestión.

■ **El Agua de la Reina.** Hacia mediados del siglo XIV, la reina Isabel de Hungría estaba desesperada. Tenía 72 años, había enviudado y deseaba contraer segundas nupcias. Pero ¿quién podía ser capaz de amar a una mujer marchita, arrugada, enferma de gota y semiparalítica?

Cuenta la leyenda que entonces se le presentó un ermitaño, portador de una receta maravillosa capaz de curar todos sus males y devolverle la belleza y la juventud perdidas. La reina confió en él, siguió el tratamiento prescrito y, unos meses más tarde, aliviada de su gota y sus resfriados, reducidas las arrugas y recuperada su juventud, se casó con un noble vecino.

Desde entonces, la maravillosa fórmula lleva el nombre de «Agua de la Reina de Hungría» y en ella el romero es el protagonista, junto con los alcoholatos de lavanda y menta. Existen de esta receta diversas variantes con algún otro ingrediente.

■ **La planta.** El romero es un arbusto leñoso siempre verde que puede alcanzar hasta dos metros de altura formando matas muy ramificadas y espesas. En la unión de las hojas con las ramas nacen unos pequeños ramilletes de florecillas de color azul o violeta y la planta florece durante casi todo el año. Toda la planta posee un olor aromático y penetrante característico, algo amargo y picante.

Las hojas y las sumidades floridas pueden recolectarse durante todo el año, pero normalmente se hace en tiempo cálido y soleado y se ponen a secar sobre cañizos a la sombra y con buena ventilación o bien en seca-dero a una temperatura máxima de 35 °C.

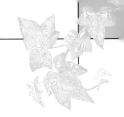

■ **Hábitat.** El romero crece en terrenos áridos y secos y es una planta extremadamente fuerte y austera. Si se la trasplanta a un jardín, no pierde su vitalidad pero sí parte de su fortaleza.

Crece en la zona mediterránea, sobre todo en España, Francia, Italia, Portugal, en la península balcánica y en el norte de África. En el resto de Europa crece bien en los jardines ornamentales, siempre que se encuentre al abrigo de los elementos.

■ **Principios activos.** Contiene entre un 0,5 y un 2,5% de esencia, que es incolora o algo amarillenta y contiene eucalipto!, alcanfor, borneol, aceite de bornilo, canafeno, pineno y cariofileno. También posee ácido rosmarínico, pigmentos flavónicos, sobre todo apigenina y luteolina, sustancias terpénicas y un principio amargo, la picrosalvina.

■ **Efectos.** El romero tiene aplicación en el tratamiento de multitud de dolencias. Externamente se emplea como antiséptico, como cicatrizante y, en solución alcohólica, como antirreumático. Forma parte de preparados beneficiosos para la piel y se le atribuyen propiedades estimulantes del crecimiento del cabello, por lo que aparece también en la composición de tónicos capilares. Y se utiliza en la elaboración de jabones, desodorantes, cosméticos y perfumes.

Por vía interna se utiliza como estimulante aromático, es digestivo y presenta propiedades diuréticas atribuidas principalmente al ácido rosmarínico. Por otra parte, es sedante debido a los flavonoides y a los taninos que contiene. Se emplea en neuralgias, mialgias y estados de debilidad.

También posee una reconocida acción colerética –beneficiosa para el hígado– y diurética, de modo que es beneficioso también en caso de trastornos renales, así como en todas molestias derivadas de un exceso de ácido úrico, como el reumatismo y la gota.

La esencia de romero posee propiedades balsámicas, por lo que se emplea en afecciones respiratorias, Por último, se utiliza como condimento y también en licorería, así como para obtener su aceite esencial, del cual se producen anualmente en España más de 300 toneladas.

■ **Preparaciones. En infusión.** Se pone a calentar un litro de agua y cuando rompe a hervir se le añaden 40-50 g de romero; se retira del fuego,

85

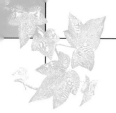

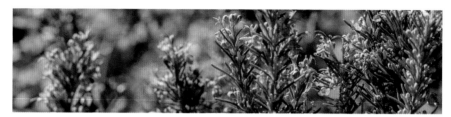

se tapa el recipiente y se deja reposar durante 15 minutos, tras lo cual se cuela el líquido.

De esta infusión se toma una taza en ayunas y otra antes de cada una de las dos comidas principales, pero nunca inmediatamente antes de acostarse, ya que al ser estimulante ahuyenta el sueño, aún cuando simultáneamente calme los nervios.

Para uso interno está indicada en todas las afecciones citadas, y en uso externo para el lavado de llagas. Lo mejor es hacerlo dos veces diarias, preparándola de nuevo cada vez (para ello se reducen las proporciones a 4-5 g de romero por 100 cc. de agua); luego se cubre la llaga con una gasa estéril y se protege.

Decocción. Se prepara en las mismas proporciones, pero dejando hervir durante 10 minutos. Se usa en compresas contra el reumatismo y en lavados vaginales contra las pérdidas blancas. Un litro de decocción vertido en el agua del baño es de efectos sorprendentes.

Tintura. Durante diez días se dejan macerar 250 g de romero en un litro de alcohol de 70°, removiendo a diario el líquido. Se cuela con un lienzo, exprimiendo los residuos, y por último, se pasa por papel de filtro.

Se toman 20-30 gotas en un poco de agua antes de las comidas; también se usa en fricciones contra el cansancio, los músculos doloridos y el reumatismo. Su único inconveniente es que mancha los tejidos.

Aceite. Durante media hora se tienen al baño María 100 g de romero en un litro de aceite de girasol; se filtra el líquido y se añaden 10-20 g de alcanfor, agitando hasta la disolución completa. Se emplea en masajes contra el reumatismo y para tonificar los músculos de los deportistas.

■ **Observaciones.** Debe tomarse en pequeñas dosis, pues en dosis altas puede causar irritación renal. No se recomienda su empleo durante el embarazo. En uso externo, puede causar dermatitis en personas hipersensibles.

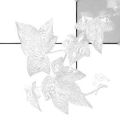

Salvia
Una panacea universal

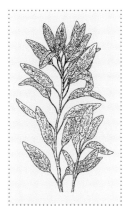

Cuentan las crónicas que en tiempo del faraón Ramsés II una epidemia devastó una ciudad de Egipto diezmando a su población. Entonces, los sacerdotes ordenaron a las mujeres supervivientes que por un tiempo se abstuvieran de todo acto carnal mientras hacían una cura intensiva a base de salvia (*Salvia officinalis*), y una vez finalizada la cura reemprendieran su vida conyugal. El resultado fue que hubo tal cantidad de natalicios que la urbe quedó repoblada superándose con creces el número de habitantes desaparecidos durante la epidemia.

Nunca sabremos que hay de cierto en esta historia, pero de lo que no cabe duda es que la salvia es una de las plantas cuya utilidad ha sido reconocida con mayor antigüedad y universalidad, hasta el punto de que los egipcios la divinizaron y hacían beber su jugo a las mujeres estériles para hacerlas fecundas, y a las encintas para evitar que abortasen.

Los romanos, a su vez, la siguieron considerando una panacea, lo que se refleja en el propio nombre latino de la salvia, derivado de *salvare* = salvar, y la denominaban *Salvia salvatrix*.

En el siglo IX empieza a proliferar en los huertos de los monasterios benedictinos, y luego se extiende a los jardines de pueblos y ciudades, siendo considerada como la planta milagro de la Edad Media. Santa Hildegarda la considera una verdadera panacea universal, con una larguísima lista de aplicaciones para ayudar en todo tipo de enfermedades.

■ **La planta.** Si bien existen unas 500 especies de salvia, cuyas cualidades son muy semejantes y que en la práctica pueden usarse indistintamente, aquí nos referimos a la *S. officinalis*, la más activa y preferida universalmente.

Durante la primavera y gran parte del verano, la extremidad de los tallos se adorna con espigas de flores rosadas, blancas, azules o violáceas, cuyos dos únicos estambres se hacen visibles al abatirse sobre cualquier objeto delgado que introduzcamos en la corola. Todas las partes de la planta poseen un olor fuerte y aromático y un sabor ardiente, picante y ligeramente amargo.

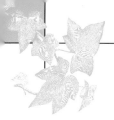

El momento más favorable para recolectar las hojas y las sumidades floridas es cuando se inicia la floración, momento en que su olor es más intenso, siendo preferible hacerlo en un día despejado y bien entrada la mañana.

■ **Hábitat.** Es una planta que crece espontánea en los países mediterráneos, y es cultivada en muchos países de clima templado, tanto de Europa como de Estados Unidos e incluso de México, Argentina y Canadá.

■ **Principios activos.** Contiene taninos, pentosanas, asparagina, dos saponósidos, ácidos oleanólico y ursólico, y principalmente gran cantidad de esencia (del 1,5 al 2,5 %) compuesta de pineno, salviol, cineol, borneol, tuyona, salvona, alcanfor y acetato de bornilo, así como un estrógeno todavía no bien definido.

■ **Efectos.** Evita o disminuye los sudores nocturnos en caso de fiebre –es tan eficiente como la atropina–; normaliza las funciones menstruales de la mujer, tanto por lo que se refiere a la cantidad como a la duración del período y su regularidad, facilita los partos y sirve para cortar la leche de la madre o la nodriza después del destete; es un excelente tónico del sistema digestivo, un excelente regulador de la circulación de la sangre y un equilibrante del sistema nervioso vegetativo; y por último, externamente es un excelente vulnerario.

■ **Preparaciones. En polvo.** Se pulverizan finamente las hojas de salvia y se toma una cucharadita del mismo mezclado con miel o mermelada, tres veces al día. Mezclado con la pasta dentífrica, es antiséptico y fungicida, ayudando a reafirmar las encías sangrientas.

Tabaco. Las hojas desecadas a la sombra y pulverizadas, pueden fumarse como si fueran de tabaco tanto en forma de cigarrillos como en pipa, y son excelentes para los asmáticos y bronquíticos.

Infusión. A un litro de agua hirviendo se le añaden 30 g de salvia fresca (o 15 de seca) y se deja reposar hasta que se enfríe, momento en que se cuela.

Para regularizar las funciones menstruales se toma una taza después de cada una de las tres comidas principales.

Esta misma infusión y en las mismas dosis puede emplearse como sedante y equilibrante del sistema nervioso, contra los estados depresivos,

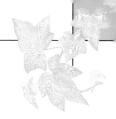

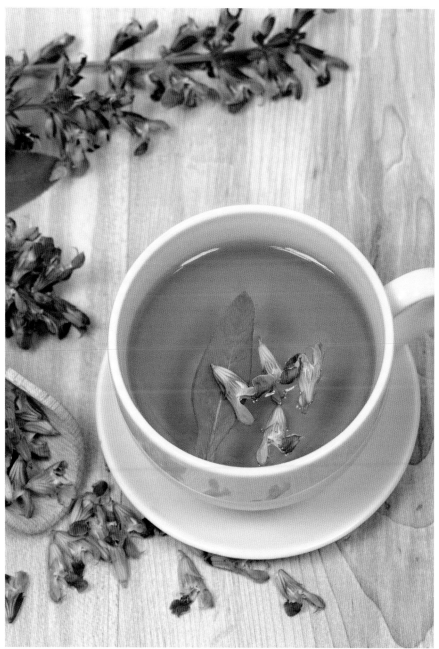

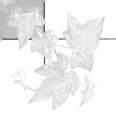

las convalecencias, la fatiga persistente, los sudores nocturnos y los acaloramientos debidos a la menopausia, así como para ayudar a la retirada de la secreción láctea.

En el caso de las menstruaciones dolorosas se tomarán dos tazas diarias, una un poco antes de las reglas y otra durante las mismas.

En uso externo se emplea en el lavado de llagas y úlceras, así como en gargarismos para combatir las aftas bucales y las irritaciones faríngeas.

Empleada en fricciones se afirma que detiene la caída del cabello, tonifica el cuero cabelludo y elimina la caspa.

Decocción. Cuando se desea una acción más enérgica en los gargarismos, lociones, fricciones y lavado de llagas y úlceras, se emplea la decocción preparada haciendo hervir durante diez minutos 60 g de salvia en un litro de agua.

Tintura. Se dejan macerar durante diez días 30 g de salvia en 120 g de alcohol de 70° removiendo de vez en cuando. Se filtra y se toman de 30 a 40 gotas dos o tres veces al día disueltas en un poco de agua tibia. En el caso de sudores nocturnos se toman 50 gotas unas dos horas antes del momento en que se espera se presenten dichos sudores.

Baño. Se hacen hervir durante 10 o 15 minutos de 100 a 120 g de salvia en dos litros de agua. Se deja reposar hasta que esté tibia, se cuela y se añade al agua del baño. Es un excelente sedante para las personas nerviosas, los reumáticos y gotosos, así como para suprimir las sudoraciones anormales.

■ **Observaciones.** La salvia está contraindicada en las enfermedades inflamatorias de las personas de temperamento sanguíneo, en caso de mastitis o cáncer de mama y en las mujeres lactantes.

Para todas sus preparaciones debe tenerse en cuenta que la salvia pierde muchas de sus cualidades en contacto con el hierro, por lo que se recomienda el uso de recipientes esmaltados o de vidrio resistente al fuego.

La salvia, al igual que algunas otras plantas, como la camomila y la canela, tienen la propiedad de incrementar las propiedades benéficas de las formulas compuestas en las que toman parte, aún cuando no sean aparentemente indispensables.

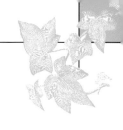

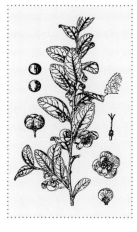

Té
Tónico y estimulante

El té (*Camellia sinensis*) es la segunda sustancia más bebida del mundo después del agua. Para la salud, el té verde es un auténtico torrente de antioxidantes (un 3% de polifenoles), que ayudan a retrasar el envejecimiento y a fortalecer el equilibrio energético y las defensas del organismo.

Hoy en día el té –el té verde– se cultiva en casi todas las regiones tropicales y subtropicales del planeta y lo podemos encontrar en un sinfín de variedades. Esa diversidad de climas y suelos hace que existan tantas variedades de té, en cuanto a sabor y matices.

Según una leyenda japonesa, el té es de origen divino, pues Daruma, el fundador del Zen pasaba las noches en ayunas y en oración. Una noche no pudo resistir el sueño, y al despertar se puso tan furioso por su debilidad que se arrancó las pestañas y las arrojó al suelo. De inmediato, brotó del lugar un arbusto, el té, que desde entonces permite a los monjes permanecer despiertos y seguir meditando.

Pero si debemos creer a un manuscrito médico chino, hacia el año 2700 a. de C. el té ya se consumía popularmente en la China meridional desde el año 2700 a de C. Es a partir del siglo VII d. de C. cuando su uso se extiende por toda China con el nombre de «chá», y en la segunda mitad del siglo XVII los navegantes portugueses lo introdujeron en Europa, donde su consumo se extendió de inmediato.

■ **Las variedades.** Las dos grandes variedades botánicas, la sinnensis y la assamica, se diferencian por su adaptabilidad al frío: la primera, típica de China, resiste las bajas temperaturas, y la segunda precisa el clima subtropical. De las mismas se origina la gran variedad de tés que llega a los comercios de todo el mundo. Las dos grandes clases de té: el verde y el negro, dependen del grado de desecación y de la fermentación a que se somete al té negro, mucho más rico en teofilina (la cafeína del té) y por tanto más excitante que el verde.

Los botánicos hablan de té silvestre (*Yen Tcha*), el de Yunan (*Tuo Tcha*), el de Kwangsi (*Lung Chi Tcha*), el de Hunán (*Anhua Tcha*), el de las

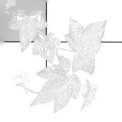

nieves (*Tsue Tcha*), junto a bastantes otras. En la actualidad, y pensando en la salud, vale la pena tener en cuenta el té verde común, y en especial el té verde matcha.

■ **Matcha, el té verde japonés.** El matcha es una variedad japonesa de té verde que tiene aún más beneficios para la salud. Por su sabor y su atractivo visual se ha convertido en un ingrediente más para cocinar, sobre todo en repostería. Los beneficios para la salud de este té son superiores a los de cualquier otra clase de té verde, ya que al beberlo se ingiere el resultado de triturar la hoja entera hasta convertirla en un fino polvo y sin que pierda ninguna de sus propiedades. Puede decirse, en términos de valor nutricional y contenido de antioxidantes, que un vaso de té matcha equivale a diez vasos de cualquier otra variedad de té verde.

■ **La planta.** El té se cultiva a partir de semillas sembradas en grupitos de 6 a 12 para prevenir el posible fallo de alguna de ellas. Cuando el arbolito ha llegado a los tres años empieza la recolección, dejándole producir durante otros cuatro años. Entonces se corta cerca del suelo para que retoñe y vuelva a dar abundante cosecha. Las hojas del té sólo se recogen durante el crecimiento activo de los retoños y, para seleccionar las mejores calidades se recogen las porciones terminales de los retoños que llevan 1 o 2 hojas y las yemas; las hojas restantes producen el té de calidades inferiores.

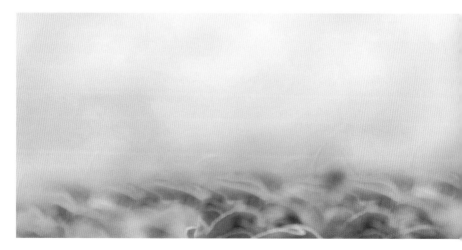

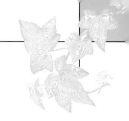

■ **El secado de las hojas.** La desecación se hace sobre planchas ligeramente calientes por debajo, revolviendo continuamente para que se tuesten por igual; ya desecadas se vierten sobre esterillas, se estregan arrollándolas suavemente y se echan en unos cestos donde se agitan hasta que se enfrían. Una vez frías se vuelven a verter sobre planchas medianamente calientes, se estregan de nuevo y se repiten estas operaciones hasta que estén completamente secas. Pasados dos o tres meses de su almacenaje vuelven a desecarse para eliminar totalmente la humedad antes de envasarlas.

■ **Principios activos.** Sus principales constituyentes son bases xánticas, especialmente cafeína, en un 2 a 4% y, en menor proporción, teobromina y teofilina (conocida también como teína). También contiene teanina, responsable de su aroma, compuestos polifenólicos, flavanoides, catecoles y taninos; vitaminas B, C y P, así como sales minerales, especialmente de flúor, manganeso y cobre. Las esencias no existen en la planta fresca, se forman durante el proceso de fermentación del té negro.

■ **Efectos.** Su infusión se recomienda contra la fatiga general e intelectual: el té es estimulante, diurético, cardiotónico y vasodilatador coronario, que ayuda a prevenir la arteriosclerosis, también es bronco-dilatador y, ante todo, un importante tónico general y cerebral. Las propiedades saludables del té en el ser humano se demostraron cla-

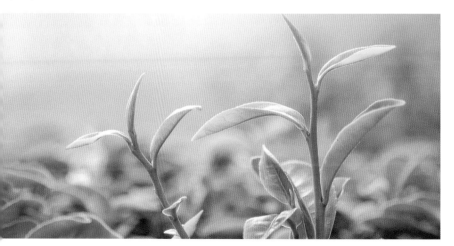

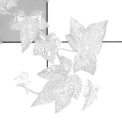

ramente hace algunos años. Además, según un estudio japonés, el té modifica favorablemente los lípidos sanguíneos, disminuye el riesgo cardiovascular y mejora los marcadores de lesión hepática. En general puede decirse que una dieta pobre en grasas animales y abundante en fibra, vegetales y fruta puede complementarse con el té para mejorar su efecto beneficioso.

Hoy se sabe que el té reduce la incidencia de la arteriosclerosis, tan escasa entre los chinos. Sin embargo, la arteriosclerosis ya existente no se ve influida por el consumo de té.

■ **Preparación.** Los mejores tés verdes chinos provienen de la provincia de Zhejiang, en la costa oeste de China. Se aconseja prepararlos muy ligeros, consumirlos sin demora y sin añadir endulzantes, limón o leche, si bien hay quien los prefiere así, aunque perturben su delicado equilibrio y exquisito aroma.

Servir el té, más que un acto doméstico, era tradicionalmente una ceremonia, un ritual en el que se cuidaban extraordinariamente todos los detalles, que hoy sólo se conserva en el Japón. Sin embargo, en lo esencial el té se prepara así:

1. Calentar la tetera de antemano enjuagándola con agua hirviendo.

2. Se cuenta una cucharada de té por persona, lo que equivale a unos 3 gramos. Cuando se prepara para bastantes personas, se añade una cucharada de más.

3. Debe hervirse agua pura, a ser posible carente de sales cálcicas, que se verterá lentamente y de una sola vez sobre el té.

4. Se deja reposar alrededor de cinco minutos.

5. Remover intensamente con una cucharilla y servirlo.

Es importante usar una tetera que ofrezca todas las garantías necesarias. Sería una herejía imperdonable preparar el té en un vulgar pote o cazuela de aluminio o acero inoxidable; las teteras clásicas son de porcelana, pero hoy existen algunas muy hermosas en tierra cocida e incluso de cerámica. Por último, una tetera digna de este nombre no se lava jamás, como máximo se tolera un ligero enjuague.

■ **Observaciones.** Nunca deben tomarse bebidas alcohólicas con el té, porque neutralizaría sus beneficios. También debe evitarse el agua que contenga cal, las sales de hierro y los vasos metálicos.

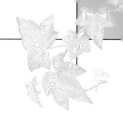

Tila
Antiespasmódico y suave hipnótico

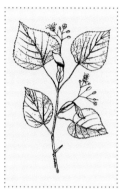

Según la mitología, el centauro Quirón era hijo de Saturno y de Filira, quien, al darse cuenta del monstruo que había engendrado suplicó a los dioses ser apartada de entre los mortales, a lo cual estos accedieron convirtiéndola en un árbol: el tilo (*Tilia europea*). El nombre griego era *Phylira* y se convirtió en *Tilia* por los romanos.

Sería en la *Pharmacopée* de Johann Schroeder (1665) cuando la tila se consideró por primera vez como un buen calmante para los dolores de cabeza, los vértigos, la epilepsia y la apoplejía, así como el polvo de sus frutos para detener las hemorragias nasales. En 1765, se confirma la acción nervina, cefálica y débilmente hipnótica de la flor del tilo, y desde entonces en Francia se ordenó plantar tilos a lo largo de las carreteras y reservar su recolección a los hospitales, plantaciones que lograron enseguida un gran lugar en la farmacopea de muchos otros países.

■ **La planta.** Es un hermoso árbol que puede vivir hasta 400 o 500 años y alcanzar una altura de 20 a 30 metros. Su tronco es recto y está recubierto por una corteza grisácea, lisa cuando es joven, pero que se agrieta con la edad; tiene ramas alargadas un tanto arqueadas y muy espesas, de tupido follaje que da una fresca sombra en el verano y queda deshojado

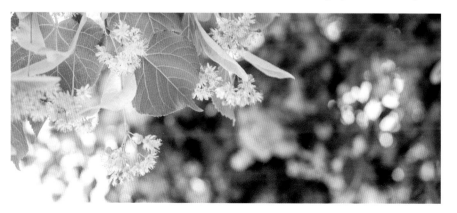

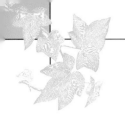

en invierno. Las hojas son de color verde claro, pecioladas, acorazonadas y puntiagudas, festoneadas en sus bordes por finos dentellones. Las numerosas flores, de suave perfume y un color amarillo claro, se abren de mayo a junio y están dispuestas en corimbos.

■ **Hábitat.** Crece espontáneo en los bosques de toda la Europa templada, y ha sido profusamente plantado en parques, plazas, calles y carreteras de numerosos pueblos y ciudades.

■ **Principios activos.** Las flores contienen pequeñas cantidades de mucílago, taninos, azúcares, saponinas, hesperidina y una esencia en la que se ha encontrado un alcohol sesquiterpénico, el farnesol. La albura (entre la corteza y el corazón del árbol, es la parte tierna de color amarillo) contiene floroglucinol, trifenol, y otros polifenoles.

■ **Efectos.** Las flores son antiespasmódicas, sedantes, ligeramente hipnóticas, sudoríficas, diuréticas y actúan sobre la viscosidad y la hipercoagolubilidad de la sangre, por lo que se usan contra toda clase de estados espasmódicos, la indigestión, el insomnio (especialmente de niños y ancianos), las neurosis, la histeria, la hipocondría, la ateriosclerosis y la plétora. También las hojas se usan para combatir las migrañas y los estados febriles. En cuanto a la albura (la capa de debajo de la corteza) es colerética y antiespasmódica: se usa en las afecciones reumáticas y hepatico-biliares.

■ **Preparaciones.** Las flores se emplean en infusión y baños; la corteza en decocción, las hojas en cataplasmas y el fruto como rapé.

Infusión. Bastan 5 o 6 brácteas floridas en una taza de agua hirviendo que se deja reposar unos diez minutos. Puede endulzarse con un poco de miel o sirope. Hay quien para realzar su acción añade a esta tisana una cucharadita de agua de azahar. Es la versión casera de los preparados comerciales.

En los insomnios y disturbios del sueño se toma una taza al ir a la cama.

En los disturbios digestivos de carácter nervioso, migrañas, palpitaciones, vértigos, espasmos, neurosis y demás disturbios citados, pueden tomarse tres o cuatro tazas a lo largo del día.

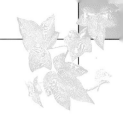

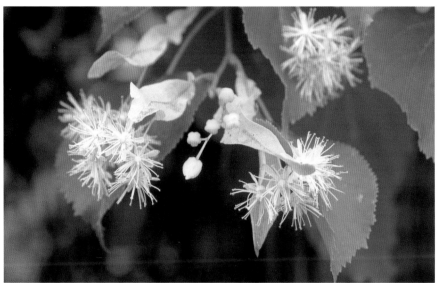

Baño. Se hacen hervir durante veinte minutos a fuego lento 200 g de flores en dos litros de agua; se aparta del fuego, se deja reposar otros 15 minutos, se cuela y se añade al agua de un baño bien caliente.

Este baño es excelente contra las migrañas y es muy recomendable para todas las personas nerviosas y para curar las convulsiones de los niños. Además, tanto este baño como la infusión son un excelente tónico para la piel.

Decocción de corteza. Echar 20 g de albura de tilo en un litro de agua; se hace hervir durante 10 minutos, se aparta del fuego y se deja reposar otros 15 minutos; se filtra y aromatiza con miel o sirope. En caso de cólicos nefríticos o biliares, se realiza una cura tomando diariamente este litro de decocción en varias tomas hasta lograr la expulsión de los cálculos.

Una cura prolongada de esta decocción a base de un par de tazas diarias es excelente en toda clase de afecciones reumáticas.

Cataplasmas de hojas. Las hojas machacadas y reducidas a papilla constituyen una buena cataplasma calmante para las quemaduras, llagas dolorosas, herpes y hemorroides inflamadas.

Rapé. Los frutos del tilo poseen todas las propiedades emolientes de la corteza y de las hojas. Su almendra convertida en polvo impalpable y aspirada en forma de rapé, sirve para contener las hemorragias nasales.

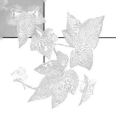

Tomillo
Tónico y estimulante general

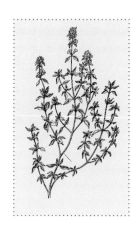

El tomillo (*Thymus vulgaris*) es conocido al menos desde que en el Egipto faraónico se menciona una planta, el tham, que entraba en la composición de los preparados usados en los ritos funerarios (embalsamamientos). Luego, los griegos afirmaban poéticamente que el tomillo nació de las lágrimas derramadas por Helena, y a pesar de estar acostumbrados a dar el mismo nombre a plantas similares, distinguieron bien el tomillo. Por ejemplo, el serpol (*Thymus serphyllum*), muy semejante en sus propiedades.

En fitoterapia podemos unir el tomillo y el serpol, ya que su única diferencia sustancial reside en que el primero es más fino y adecuado para la cocina, y más basto e indicado para la medicina el segundo.

■ **La planta.** El tomillo y su primo hermano, el serpol, se parecen muchísimo, pero mientras éste último crece rastrero, el tomillo forma arbustos en miniatura de uno o dos palmos de altura, tallo leñoso y numerosas ramitas finas y delicadas de color verde amarillento.

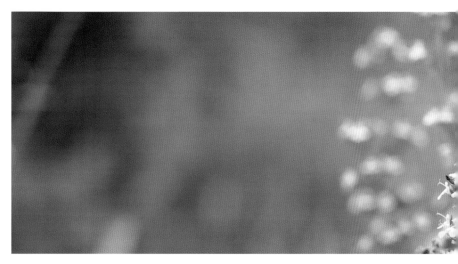

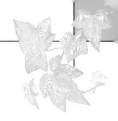

Aun cuando el tomillo se encuentra fresco durante todo el año y con las mismas propiedades curativas, las sumidades floridas suelen recolectarse al iniciar su floración y en un día soleado a partir del mediodía. Su secado a la sombra es tan fácil que no requiere precauciones especiales. Desecado y guardado en frascos bien cerrados conserva sus cualidades casi indefinidamente.

■ **Hábitat.** Crece espontáneo por todo el sur de Europa, donde se reproduce bien, ya sea por semillas o, más frecuentemente por división de las matas en primavera. Prefiere los terrenos ligeros y pedregosos, y cuando es cultivado, requiere riegos repetidos durante los calores excesivos.

■ **Principios activos.** Contiene tanino, un principio amargo, una esencia que contiene dos fenoles (casi un 60% del valioso timol y carvacrol), terpineno, cimeno, y varios alcoholes como borneol, linalol, geraniol y hexenol.

■ **Efectos.** Es tónico y estimulante en cualquier tipo de debilidad, tanto del sistema nervioso (neurastenia, depresiones y desinterés) como del circulatorio (vértigos, jaquecas, zumbidos de oído, anemias) o del digestivo, lo cual justifica su uso en atonías digestivas, flatulencias y desgana, así como su empleo en la cocina, en la que además de servir de condimento aporta sus virtudes digestivas. Como antiespasmódico es útil en las toses convul-

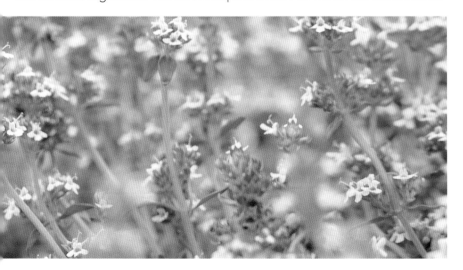

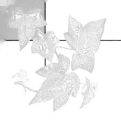

sivas, desde el simple catarro a la tos ferina, los calambres estomacales y las palpitaciones. Como diurético se usa en caso de debilidad de los riñones y vejiga, en la gota y los reumatismos, así como en la retención de orina. También es un suave vermífugo, muy indicado en la infancia.

Pero destaca, sobre todo, por su poder antiséptico. El simple aroma del tomillo basta para desinfectar el ambiente de una habitación; externamente, no hay herida· o problema que no desinfecte y alivie. Y en uso interno no existe enfermedad microbiana que no pueda aliviarse o curarse con la ayuda del tomillo.

■ **Preparaciones. En infusión.** En un litro de agua hirviendo se echan 15 g de tomillo, se tapa el recipiente, se deja reposar durante 10 minutos y se cuela.

En las afecciones de las vías respiratorias se toma una taza en ayunas y otra después de cada una de las tres comidas principales. En las digestiones difíciles y demás afecciones digestivas, una taza después de las comidas.

En fiebres, debilidad general, anemias, cansancio excesivo y similares, tres tazas diarias: una al levantarse, otra al mediodía y la tercera al acostarse.

Infusión concentrada. Se prepara como la anterior, pero con 60 g de tomillo, y se usa para el lavado de llagas, quemaduras y heridas; se emplea asimismo en baños generales o locales y en inyecciones vaginales.

Esta infusión concentrada también se emplea con éxito para eliminar los piojos, friccionando vigorosamente con ella la cabeza tras lavarla con champú.

Decocción. Se prepara con 125 g de tomillo por litro de agua y en la cantidad que se precise (por lo general unos cuatro litros, que se agregan al agua de una bañera), dejándolo hervir durante 5 minutos.

Se usa contra el reumatismo, las enfermedades de la piel y el cansancio general, y también como complemento externo de los tratamientos internos.

Vino. Se dejan macerar durante 15 días 20 g de sumidades floridas de tomillo en un litro de vino blanco seco. Se filtra y se toma un vasito como digestivo después de las comidas.

Cataplasmas. En el reumatismo es muy útil calentar unos puñados de tomillo y aplicarlos muy calientes sobre la parte dolorida, en forma de cataplasma. El mismo tratamiento resulta eficaz en las bronquitis y el asma, aplicado sobre el pecho.

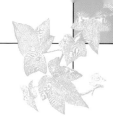

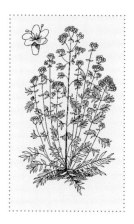

Valeriana
Sedante

Las hojas frescas de valeriana (*Valeriana officinalis*) ya eran utilizadas por los incas para el tratamiento de fracturas óseas y una variedad mejicana ayudaba a los indios a soportar la fatiga y las privaciones. Y a principios del siglo XIX, la valeriana ya se empleó como febrífugo cuando escaseaba la quinina. Luego también se ha venido utilizando para aliviar los dolores menstruales y, cocida con licor, pasas y anís se usó como expectorante en casos de toses persistentes y de congestión pulmonar.

■ **La planta.** La valeriana es una hierba vivaz que muere en otoño y se renueva con otros vástagos en primavera. Cada hoja se compone de seis a diez pares de hojuelas más una terminal, todas ellas dentadas. Las hojas son muy amargas y las raíces frescas tienen un sabor picante que luego se vuelve algo amargo y aromático.

Cuando se han desprendido los frutos y la planta ya está seca, o a punto de secarse, se arrancan las raíces de dos o más años. Se lavan con cuidado para no rascar la piel y a ser posible se usan recién arrancadas. Se guardan en frascos bien cerrados, resguardados de la luz y la humedad.

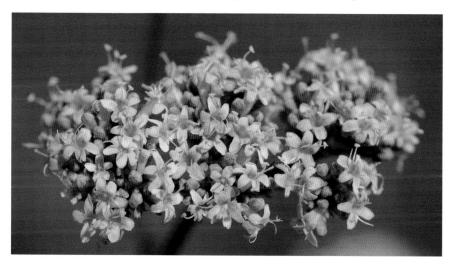

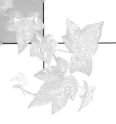

Es al secarse cuando la raíz toma un olor penetrante característico que ejerce una acción curiosa sobre los gatos, pues parecen embriagarse con la misma y les deleita frotarse con ella; de aquí su nombre popular de hierba gatera. Su sabor es dulzón, algo amargo y penetrante.

■ **Hábitat.** Nativa de Europa y Asia, en España se encuentra en los prados, umbrías y sitios frescos de los Pirineos, Cantabria, Asturias y montañas del sur de Aragón y Castilla, donde puede encontrarse hasta más de 2.000 metros de altitud.

En estado silvestre la planta tiene las raíces delgadas y su olor y cualidades son más intensas. Sin embargo, y debido a su gran demanda, la mayor cantidad de valeriana que se consume procede de plantas cultivadas.

■ **Principios activos.** El aceite esencial de valeriana contiene diversos ácidos, principalmente los valeriánico, valerianotánico, acético y málico, y ésteres, especialmente el isovalerianato de bomilo, al cual se atribuye la acción terapéutica de la valeriana.

■ **Efectos.** Actualmente se usa como sedante en los desequilibrios nerviosos y, sobre todo, en caso de insomnio. Sola o en forma de suplemento dietético, o combinada con otras plantas o con melatonina su eficacia a la hora de dormir es indudable. La valeriana es eficaz contra el insomnio provocado por el desasosiego o estrés, gracias a la acción que ejercen

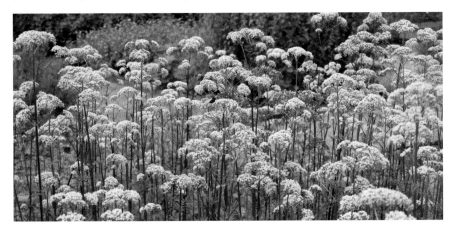

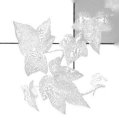

los valepotriatos y el ácido valeriánico. Sobre el sistema nervioso central es un excelente antiespasmódico y anticonvulsivo, especialmente en casos de epilepsia, neurastenia, histeria, hiperexcitabilidad, taquicardia, asma nervioso, convulsiones infantiles y en el tratamiento de jaquecas y dolores de estómago de origen nervioso.

También es eficaz contra los vómitos, timpanitis y parásitos intestinales; además, relaja los músculos y actúa de tranquilizante facilitando el sueño, por lo que se usa contra el insomnio.

Excepcionalmente se usa como moderador del apetito, pero en dosis superiores a cinco gramos parece excitar el sistema cerebro-espinal y sus efectos son equivalente a los del fármaco diazepam (Valium), ya que puede actuar como analgésico e hipnótico; incluso pueden presentarse efectos secundarios, como vértigo y zumbido de oídos.

■ **Preparación.** El aceite esencial es muy volátil y se evapora a bajas temperaturas, por lo que debe prepararse macerando una cucharada sopera de raíz en una taza de agua tibia durante unos veinte minutos, procurando tapar el recipiente para evitar la evaporación (el efecto es equivalente al de un valium 10). El único problema es su sabor, que es nauseabundo, aunque puede mejorarse con menta y miel.

El aceite también puede usarse para masajes, pues produce una gran relajación.

En medicina se usa en maceración, extracto, tintura, alcoholato y como tópico en infusión para uso externo o bien para añadir en el agua del baño, donde tiene efectos relajantes y anticelulíticos. Además existe el extracto en forma de cápsulas de acción sedante que no precisan receta médica.

Infusión relajante para el baño. En dos litros de agua hirviendo se echan 300 g de raíces trituradas, se separa del fuego, se deja reposar durante 30 minutos y se añade al agua del baño.

Maceración. Se dejan macerar 100 g de raíces trituradas en un litro de agua tibia durante 12 horas; se toman dos o tres tazas diarias. Sin embargo, sólo puede usarse durante ocho o diez días, debiendo descansar dos o tres semanas antes de repetir.

Tintura. Se maceran 25 g de raíces en 100 g de alcohol de 70° durante diez días; se toman de uno a diez gramos al día, o bien diez gotas en un terrón de azúcar o una cucharadita de miel, tres veces al día.

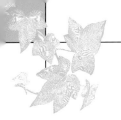

Yohimbé
Afrodisíaco

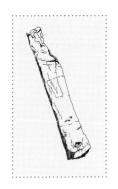

Antes de la llegada de los actuales fármacos afrodisíacos, como el sildenafilo (Viagra) o tadalafilo (Cialis), el yohimbé (*Corynanthe yohimbe*), era uno de los más potentes afrodisíacos conocidos. Hoy se conocen ampliamente otros 'viagras naturales' (afrodisíacos, más bien), como el abrojo (*Tribulus terrestris*), ver pág. 134, o la maca (pág. 74), solos o combinados con otras plantas o compuestos: ginseng, zinc, vitaminas C, E y del grupo B (B9, B12) y arginina, de la que se afirma que actúa como sustrato del pycnogenol, que aumenta la actividad de una enzima que produce óxido nítrico, un vasodilatador que mejora la llegada de sangre al pene.

Volviendo a la tradición africana, se sabe que las tribus bantúes han utilizado desde siempre la corteza del yohimbé como estimulante y afrodisíaco en sus fiestas y ceremonias –tienen ritos orgiásticos que pueden durar de 10 a 15 días–, y con dosis que se van incrementado gradualmente.

■ **La planta.** El yohimbé es un gran árbol capaz de alcanzar sesenta metros de altura, de grandes hojas ovales con estipulas membranosas. Sus flores son blancas y agrupadas en ramilletes. El fruto es una pequeña cápsula oblonga.

Lo que se usa es su corteza desecada que se corta en grandes y espesos trozos de color pardo rojizo, carentes de olor y de sabor amargo.

■ **Hábitat.** Crece espontáneo en los bosques de la jungla del África Ecuatorial, pero en bajas altitudes.

■ **Principios activos.** El contenido total en alcaloides puede oscilar entre un 0,5 y un 6%, siendo la yohimbina y sus isómeros los principales agentes activos, fácilmente solubles en alcohol, del que se depositan en forma de agujas cristalinas.

■ **Efectos.** La yohimbina se asimila con gran facilidad a través de las mucosas bucales y reacciona con los jugos gástricos, lo que facilita su perfecta asimilación por el organismo, actuando tanto como un estimu-

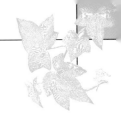

lante simpatolítico, como psicoactivo y un excelente afrodisíaco. Sus primeros efectos consisten en una letargia o debilidad de los miembros y una sensación de vaga inquietud, muy similar a los efectos iniciales producidos por el LSD. También pueden producirse escalofríos, algo de vértigo y náuseas.

Luego se produce una relajación total y un sentimiento de embriaguez mental y física acompañada por sensaciones visuales y auditivas seguidas de erecciones y turgencia testicular que pueden durar de dos a cuatro horas, así como un aumento en la formación del semen.

En medicina se usa como sedante, hipotensor, laxante, afrodisíaco, vasodilatador y como un remedio para la impotencia y las reglas insuficientes y dolorosas.

■ **Preparación.** Ante todo describiremos dos de las técnicas más usadas por la generación americana de la década de los treinta, tal y como las describe Richard Alan Miller es su obra *The Magical & Ritual use of Herbs*.

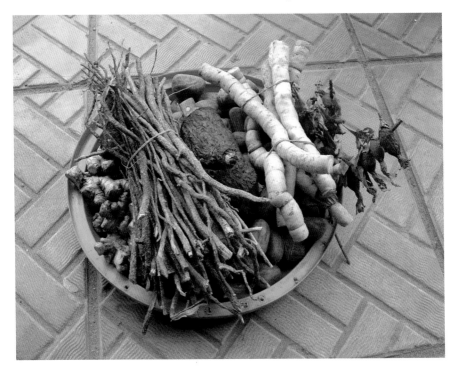

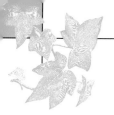

«Se hace hervir medio litro de agua en cuyo momento se le añade una onza de yohimbé y se deja hervir durante cuatro minutos. Se aparta del fuego y se deja reposar unos veinte minutos. Filtre el líquido y saboréelo lentamente aproximadamente una hora antes del momento en que desee se produzcan sus efectos para asimilarlo con mayor rapidez y disminuir la posibilidad de que produzca náuseas puede añadirse al líquido 1 gramo de vitamina C.

También es conveniente un ayuno de 18 horas antes de su ingestión.»

«Otra técnica, quizás todavía más eficiente, consiste en pulverizar una onza de yohimbé por persona y dejarla macerar durante ocho horas en alcohol etílico; luego se filtra y se deja evaporar el alcohol en un recipiente bajo y amplio.

También se puede ayudar a la evaporación calentando ligeramente, pero sin sobrepasar los 60 °C. El residuo (aproximadamente de 1 a 1 y ½ g) puede esnifarse o ponerlo bajo la lengua. Los efectos serán mucho más rápidos que con el método anterior (entre 10 minutos y una hora).»

En medicina se usa en tintura y en extracto, pero principalmente en forma de clorhidrato en gránulos de 2 a 5 mg, en una dosis máxima de un centigramo diario (en varias tomas).

■ **Observaciones.** Cuando se toma yohimbina debe evitarse el uso de sedantes, antihistamínicos, narcóticos y licores alcohólicos, pues pueden presentarse graves bajadas de la presión arterial. También está contraindicado en casos de medicación mediante Librium, pues éste bloquea los efectos de la yohimbina. De una forma más general **se recomienda no usar ninguna otra clase de drogas** en un período de diez horas antes y después de tomar yohimbina y, sobre todo, no pasarse en las dosis.

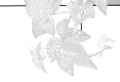

SEGUNDA PARTE

Las plantas adaptógenas

¿Qué son los adaptógenos?

Los adaptógenos son sustancias procedentes de plantas medicinales —y también de determinados alimentos— que pueden ayudar al cuerpo a adaptarse mejor a circunstancias que requieran sobreesfuerzo.

Tanto si se trata de reforzar las defensas del organismo, como de llevar a cabo una mayor actividad, física o intelectual, o de realizar un fuerte entrenamiento deportivo o ejercicios extenuantes, los adaptógenos son una ayuda muy valiosa.

En situaciones de cambio estacional, cansancio, mala alimentación, estrés... Un adaptógeno favorece o provoca unos cambios mínimos en las funciones fisiológicas del cuerpo, pero estos pequeños cambios son decisivos, ya que aumenta la resistencia del organismo a innumerables influencias adversas. Y esto es posible no por acciones específicas, sino por un amplio abanico de acciones físicas, químicas y bioquímicas que poseen.

De todas formas, su acción más espectacular es la de que «saben» cómo actuar en cada caso para equilibrar y mejorar la salud de la salud, mejorando todo tipo de condiciones sin empeorar ninguna.

Un adaptógeno es capaz de «persuadir» al organismo para que reduzca la glucosa del suero sanguíneo cuando está alta, pero también de lo contrario, si estuviera baja. Y tienen la capacidad, como muy bien describe su nombre, tanto de «adaptar» el organismo como de «adaptarse» ellos mismos a la situación, es decir, su célebre «efecto bidireccional», capaz de ejercer muy a menudo una acción o la contraria según sean nuestras necesidades en un determinado momento.

Además pueden actuar como un antibiótico, pero sin ninguno de sus inconvenientes secundarios. Es el caso de la equinácea frente a la gripe.

Los adaptógenos fueron descubiertos por el científico ruso Dr. Nicolai Lazarev, y fueron motivo de amplias controversias de tipo político, en plena guerra fría. Los atletas rusos los usaban para lograr récords y medallas olímpicos, ya que no son ningún tipo de dopaje sino que promueven la salud corporal y favorecen el equilibrio que requiere nuestro organismo.

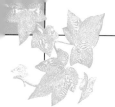

Equinácea
Un antibiótico natural

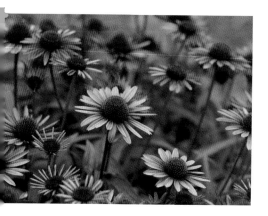

La equinácea (*Echinacea purpurea*, *Echinacea angustifolia*) es una planta que actúa sobre nuestro sistema inmunitario fortaleciendo y protegiendo a nuestro organismo contra todo tipo de infecciones. Es una planta adaptógena, es decir, que ayuda al cuerpo a recuperar el equilibrio y la salud de forma inteligente –la planta «sabe» dónde acudir en cada caso– y sin efectos secundarios.

■ **La planta.** Originaria de América del Norte, la equinácea es actualmente una de las plantas más estudiadas gracias a sus innumerables propiedades inmunoestimulantes. Toda la planta es útil, aunque la mayoría de principios activos se concentran en su raíz. Esta especie protectora de nuestro sistema inmunitario tiene un claro efecto profiláctico al aumentar nuestras defensas, activando la formación de leucocitos e impidiendo que la infección vírica o bacteriana se desarrolle. También tiene otras propiedades: es antiinflamatoria, cicatrizante, digestiva y colerética.

■ **¿Qué contiene?** La equinácea contiene glucósidos, polisacáridos y poliacetilenos de gran importancia biológica que estimulan la producción de interferón, un elemento importante de la respuesta del organismo a las infecciones virales, como los resfriados y la gripe.

■ **Guerra a las bacterias.** Su principal virtud radica en sus propiedades antimicrobianas a la hora de combatir todo tipo de bacterias, virus y hongos. Es una de las mejores alternativas naturales a los antibióticos químicos, pero sin sus efectos secundarios. Ello se debe a su capacidad para estimular el sistema inmunitario, produciendo más glóbulos blancos. Dicha estimulación viene dada por tres componentes de la planta: la equinacina, el ácido cafeico y el ácido chicórico. Asimismo, la equinácea

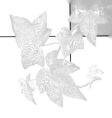

aumenta la formación de anticuerpos y reduce la proliferación de ciertos organismos dañinos.

■ **¿Cómo tomarla?** En general, la equinácea puede encontrarse en forma de cápsulas, tabletas, comprimidos o tintura. En el caso de gripe o resfriado, se pueden tomar 3 a 4 ml de tintura o extracto de equinácea cada dos horas el primer día de la enfermedad, y después 3-4 veces al día durante los siguientes 10-14 días.

Ten en cuenta que su administración en forma líquida produce una sensación de hormigueo en los labios y la boca con adormecimiento de la misma. Esto no conlleva ningún problema y es simplemente la muestra de la buena calidad del producto, obtenido en extracto hidro-alcohólico.

La equinácea va bien para...

■ **Tratamiento de enfermedades respiratorias.** Sus propiedades antimicrobianas y antivirales hacen que resulte un eficaz remedio preventivo contra la gripe y el resfriado, así como en problemas de garganta, bronquitis y sinusitis.

■ **Aparato digestivo.** Como planta estomacal, la equinácea estimula el apetito al aumentar las secreciones salivares.

■ **Músculos y tendones.** Su poder antiinflamatorio hace que la equinácea sea utilizada también en el tratamiento de lesiones en músculos y tendones.

■ **Infecciones.** Ya hemos comentado que la equinácea es un poderoso antibiótico natural y como tal es útil en el tratamiento de infecciones del aparato urinario, de la vagina y del oído. También retrasa la aparición de brotes de herpes labial y herpes genital.

■ **Enfermedades de transmisión sexual.** Por su capacidad antimicrobiana, la equinácea ayuda en la prevención de las ETS. Así, se utiliza como complemento de los antibióticos en el tratamiento de las sífilis y la gonorrea.

■ **Debilidad corporal.** La equinácea también se usa en los procesos de recuperación de muchas enfermedades o después de haber sufrido una operación.

■ **Uso externo.** El jugo fresco de la planta o la tintura aplicada sobre los problemas de la piel ayuda a su curación, facilitando la cicatrización y evitando posibles procesos infecciosos. Se utiliza en caso de heridas, quemaduras, eccemas, acné, llagas o gingivitis.

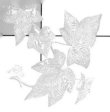

Otras plantas adaptógenas

La equinácea o el ginseng son las más populares, pero hay otras plantas adaptógenas que han demostrado su utilidad medicinal. Aquí tienes una selección con las más habituales y fáciles de encontrar.

■ **Amalaki** (*Emblica officinalis*). Esta diminuta ciruela verde es una de las fuentes más extraordinarias de antioxidantes y una riquísima fuente de vitamina C (20 veces más que la naranja). Por ello, es una excelente especie «rejuvenecedora» del organismo, reconstituyente de los tejidos y que contribuye al aumento de células sanguíneas.

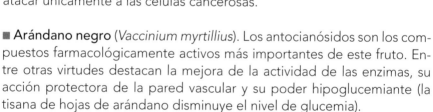

Anon

■ **Anon** (*Annona squamosa*). Esta fruta parecida a la chirimoya es muy nutritiva y digestiva. Se utiliza como tónico general y en casos de desnutrición. El anón contiene acetogeninas, sustancias apreciadas por atacar únicamente a las células cancerosas.

■ **Arándano negro** (*Vaccinium myrtillius*). Los antocianósidos son los compuestos farmacológicamente activos más importantes de este fruto. Entre otras virtudes destacan la mejora de la actividad de las enzimas, su acción protectora de la pared vascular y su poder hipoglucemiante (la tisana de hojas de arándano disminuye el nivel de glucemia).

■ **Astrágalo** (*Astragalus membranaceous*). La raíz de esta planta es rica en polisacáridos estimulantes del sistema inmunitario, así como en otros interesantes principios activos (saponinas, flavonoides) capaces de incidir sobre muchas enfermedades, incluidas algunas formas de cáncer.

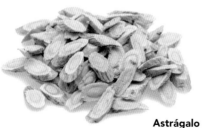

Actualmente, este poderoso antiviral se está aplicando a enfermos con sida, hepatitis, enfermedad vascular periférica, hipertensión arterial y trastornos del sistema inmunitario de todo tipo. La raíz del astrágalo incrementa la resistencia y el vigor, especialmente en caso de estrés o

Astrágalo

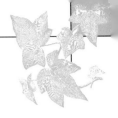

al hacer ejercicio. Se recomienda tomar entre 9 y 30 g de la raíz seca en forma de decocción, para beber hasta tres veces al día.

■ **Eleuterococo** (*Eleutherococcus senticosus*). Como el resto de adaptógenos, la planta también estimula el sistema inmunitario, además de promover una mejora general en el rendimiento físico y mental (ver pág. 46).

■ **Esquizandra** (*Schizandra sinensis*). Esta planta enredadera es rica en vitaminas C y E, alcaloides y unas sustancias llamadas «esquizandrinas» que actúan como tonificantes del hígado, los pulmones y los riñones. Actualmente se emplea para mejorar las funciones hepáticas en pacientes con hepatopatías agudas y crónicas y como hepato-protector en pacientes que reciben quimioterapia contra enfermedades neoplásicas. Posee asimismo una acción muy positiva en trastornos respiratorios, alergias e infecciones como

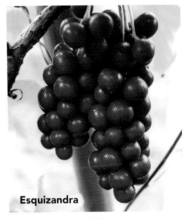

Esquizandra

la sinusitis, la rinitis alérgica, el asma, las alergias alimenticias, la fatiga crónica y el resfriado. La dosis terapéutica es de 400-500 mg, 2 veces por día.

■ **Ginseng** (*Panax ginseng*). Junto a la equinácea, es la planta adaptógena más conocida (ver pág. 62).

■ **Gotu kola** (*Centella asiatica*) Algunos de los principios activos de esta pequeña planta adaptógena actúan como excelentes cicatrizante, ayudan a fortalecer la memoria y sus funciones, así como para reducir ligeramente los estados leves de ansiedad (se la considera una planta tranquilizante). También es una buena tonificante y favorecedora de la circulación de la sangre, así como estimulante del deseo sexual en combinación con otras plantas y sustancias. En uso interno se puede preparar en infusión, con una cucharadita de café por taza (200 ml). No se recomienda tomar más de tres tazas al día. En extracto se usan normalmente de 10 a 30 gotas, tres veces al día. Como cicatrizante, de 1 a 2 g diarios, también por vía oral, en tres tomas.

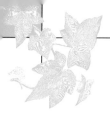

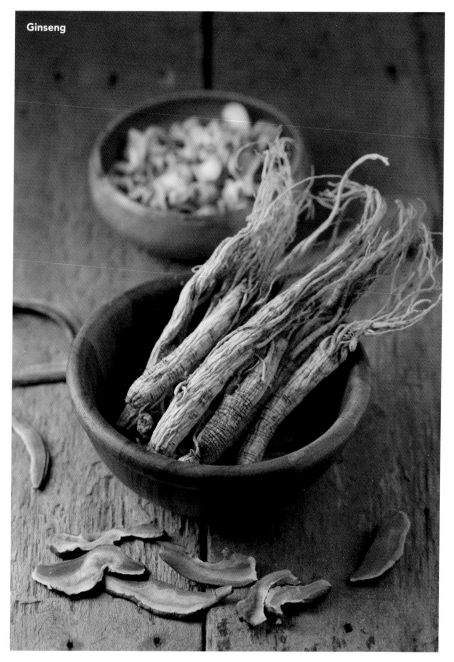

Ginseng

Maca

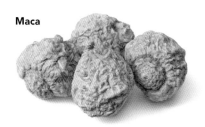

■ **Maca** (*Lepidium peruvianum*). Ver pág. 74. Conocida también como ginseng del Perú, este tubérculo posee múltiples propiedades, ya que al ser un alimento muy energético, se recomienda también en caso de convalecencias, desgana, anemias y todo tipo de cansancio. Su aporte calórico es bajo, por lo que resulta excelente en las dietas de reducción de peso. Y paradójicamente resulta también muy indicada si se necesita un aumento de la masa muscular y de peso, ya que contiene 17 aminoácidos indispensables para la formación de tejidos.

■ **Regaliz** (*Glycyrrhiza glabra*). La raíz de regaliz se usa como pectoral; es un buen expectorante en procesos catarrales bronquiales. Pero además, el extracto de regaliz ayuda a combatir las úlceras gástricas, porque hace aumentar la secreción de mucosidad en el estómago y protege contra la acidez, la úlcera de estómago y la gastritis. También es antiinflamatoria, y antiespasmódica y expectorante. Puede tomarse en forma de macerado. Para ello se deja reposar toda una noche de 30 a 40 g de raíz minuciosamente troceada en un litro de agua fría. A la mañana siguiente se cuela con un lienzo y se toman varias tacitas tibias durante el día. Si se prefiere tomarla en decocción, se hierve durante un minuto una o dos cucharadas de raíz desmenuzada en 1 l de agua. Se deja reposar 10 minutos antes de colar y se bebe una tacita, dos veces al día.

■ **Rodiola** (*Rhodiola roseo*). Esta planta adaptógena aumenta la líbido femenina y acrecienta la función sexual en los hombres. Es un antioxidante eficaz que ayuda a combatir la fatiga, reduce el estrés, aumenta la concentración, la memoria y la capacidad intelectual. También posee un efecto positivo sobre el estado de ánimo y combate la depresión.

■ **Suma** (*Pfaffia paniculata*). Los estudios formales sobre esta planta son recientes, pero cada vez se recomienda más como un fortalecedor general y muscular en particular, así como para el tratamiento del síndrome de fatiga crónica, trastornos de la menopausia, úlceras, ansiedad, problemas menstruales, algunos tipos de anemia, impotencia y como refuerzo del sistema inmunitario. Es muy apreciada como tónico general, dada su capacidad de promover e incrementar la vitalidad.

Plantas psicoactivas

A lo largo de la historia, muchas plantas han sido utilizadas más allá de sus propiedades alimenticias y terapéuticas. En el reino vegetal existen múltiples especies rodeadas de cierto halo de misterio por las reacciones que provocan al ser ingeridas. Antiguamente se les otorgaba propiedades «mágicas» y muchos se han sentido atraídos hacia este tipo de plantas. Plantas con propiedades alucinógenas, psicoactivas, hipnóticas... Algunas son tóxicas y peligrosas, otras nos atraen con la misma fuerza con que pueden alterar nuestros sentidos. Pero bien utilizadas, muchas pueden ser beneficiosas y medicinales.

Plantas alucinógenas

Utilizadas en su justa medida, algunas tienen propiedades terapéuticas y otras contienen sustancias alucinógenas capaces de modificar los estados de la conciencia, como la **ayahuasca** (*Banisteriopsis caapi*).

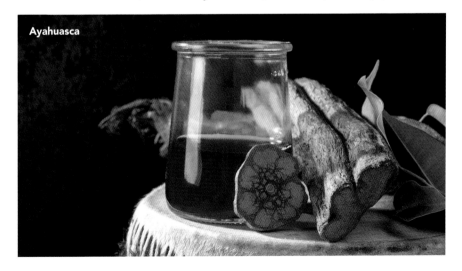

Ayahuasca

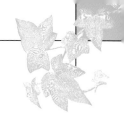

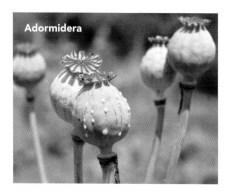

Adormidera

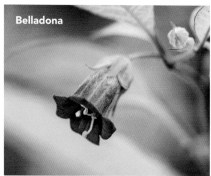

Belladona

Y entre las drogas ricas en alcaloides podemos citar el opio que se extrae de la **adormidera** (*Papaver somniferum*). Entre sus derivados más conocidos por sus efectos analgésicos y somníferos destaca la morfina, que tiene múltiples aplicaciones médicas: acción analgésica (se usa en dolores agudos de gran intensidad y dolores crónico-paliativo del cancer); depresión respiratoria; estreñimiento por disminución de tono intestinal, peristaltismo y secreciones intestinales. Otro derivado de la planta del opio es la codeina, analgésico de menor potencia usado en combinación con el paracetamol.

Las sustancias extraídas de este tipo de plantas se han utilizado también para crear una unión entre el usuario y la magia o divinidad. Suelen favorecer otras percepciones de realidad y ayudan a establecer vínculos de tipo más místico.

■ **Belladona.** Por ejemplo, en la Edad Media la ingestión de belladona (*Atropa belladonna*) proporcionaba un «viaje» hacia un mundo misterioso de espíritus o brujas (ver pág. 148). Su nombre deriva del uso doméstico que hacían las damas italianas, que se frotaban un fruto de belladona debajo de los ojos para aparecer hermosas (en realidad lo que produce es midriasis o dilatación de las pupilas). De hecho, la belladona se utiliza medicinalmente en oftalmología, como antiespasmódico, antiasmático y anticolinérgico. Correctamente utilizada en neumología se usa para problemas de espasmos bronquiales.

También se utiliza en gastroenterología (en dosis bajas) como neurorregulador intestinal en casos de colon irritable, colitis ulcerosa. En dosis moderadas puede servir como un buen analgésico o anestesiante.

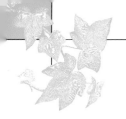

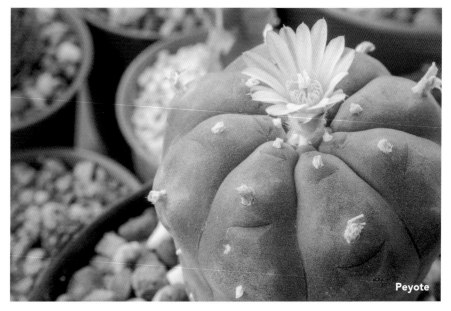

Peyote

■ **Peyote.** Otra conocida planta enteógena es el peyote (*Lophophora williamsii*) y su alcaloide, principal, la mescalina. Este principio activo tiene propiedades alucinógenas y psicoactivas que influyen en la percepción, fundamentalmente el sentido de la visión. Los movimientos compulsivos que se producen en determinadas ocasiones son producidos por otra sustancia, la pellotina, que además de convulsionante, es hipnótica. Tradicionalmente se ha utilizado el peyote como analgésico, contra los dolores de muelas, reumatismo, asma y resfriados. Hoy se usa bajo prescripción médica para el tratamiento de la neurastenia.

■ **Kava-kava.** Otra planta psicoactiva (que afecta ligeramente las funciones del sistema nervioso central) es el kava-kava (*Piper methysticum*). Con la raíz y los rizomas de esta planta originaria del Pacífico sur se prepara una bebida que en varias islas de la Polinesia se toma por su acción calmante, para facilitar la interacción social en ceremonias religiosas, bodas y ceremonias de bienvenida. A nivel medicinal, los compuestos base de kava-kava se utilizan para el tratamiento de enfermedades venéreas, infecciones urinarias, ansiedad e insomnio, menopausia y como relajante muscular.

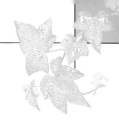

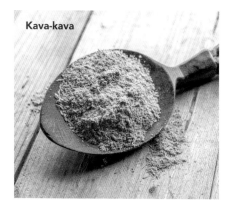
Kava-kava

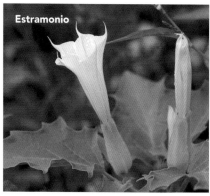
Estramonio

■ **Estramonio.** Algunos principios activos del estramonio (*Datura stramonium*), (ver pág. 150), tienen propiedades anestesiantes, como la hiosciamina, un alcaloide parecido a la atropina, que la industria farmacéutica utiliza para el tratamiento del dolor. En uso interno, también se utiliza para tratar los espasmos de la musculatura lisa y sedar el sistema nervioso central.

Al igual que muchas de las plantas consideradas «mágicas», su toxicidad es muy alta y ostenta el récord de intoxicaciones por plantas venenosas. Los primeros síntomas aparecen en un adulto cuando ha ingerido la infusión de 2 o 3 g de sus hojas.

Esta cantidad no resulta mortal, pero sus efectos duran varios días. De hecho, en EE.UU. se la conoce como *Jamestown weed* (Hierba de Jamestown) porque en 1666 una compañía de soldados en esta localidad de Virginia sufrió una intoxicación masiva cuando, muertos de hambre, decidieron comerla.

Las descripciones señalan los efectos delirantes propios de este envenenamiento que obligaron a encerrarlos para que sus reacciones alocadas no les llevaran a matarse entre ellos. Los síntomas más habituales son dilatación de la pupila, sequedad de boca y piel, mareo, pulso débil, hipertensión, convulsiones, alucinaciones, temblores, parálisis y coma.

■ **Cáñamo medicinal.** Además de su uso como cultivo para la producción de droga (marihuana, hachís…), el cáñamo (*Cannabis sativa*, *Cannabis indica*) tiene múltiples propiedades medicinales. Es antiemético, es decir, que protege el estómago y favorece la desaparición de las náuseas gracias a la presencia del tetrahidrocannabinol.

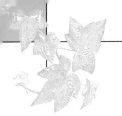

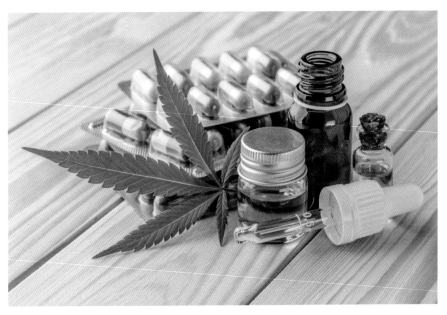

Este principio se obtiene por síntesis así como por inhalación en la planta seca fumada. Es analgésico, en caso de dolores muy fuertes, especialmente los propios de tumores malignos. También es un estimulante del apetito, relajante ocular (en casos de glaucoma y desprendimiento de la retina conlleva una disminución de la presión ocular), y ansiolítico (elimina la ansiedad y reduce el nerviosismo).

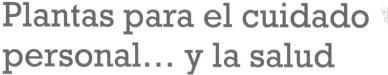

Plantas para el cuidado personal… y la salud

Aromaterapia, el poder de los aceites esenciales

En un baño relajante o bien en un agradable masaje fragante o hasta en un envolvente aroma hogareño, las esencias tienen el podeer de equilibrar el ánimo. Contra la depresión, o la migraña, la clave de esta eficaz terapia está en el uso de los aceites esenciales de las plantas.

Los aceites esenciales concentran todo tipo de principios activos provenientes de las plantas: hormonas, vitaminas, antisépticos, incluso antibióticos… Tras un laborioso proceso de destilación, estos agentes se extraen de la planta dando como resultado un líquido aceitoso de textura muy fina. Un valioso producto, pues en muchas ocasiones, para lograr sólo 10 cm3 de aceite esencial, hacen falta cientos de kilos de hojas, flores o ramas según el caso.

Hay varias formas de utilizar los aceites esenciales, según la naturaleza del trastorno. Básicamente podemos centrarnos en tres grupos: por vía oral, por absorción de la piel y por inhalación.

■ **Vía oral.** Es la forma menos común de administrar los aceites esenciales. Por lo general se hace mezclando con alguna bebida o alimento, como la leche o la miel.

■ **Absorción.** Masajes y baños son la forma más común de aplicar los aceites esenciales. Bastarán unas gotas en el agua caliente del baño o diluidas en el aceite o crema de masaje. Estos aceites penetran a través de los pequeños vasos capilares y son transportados a todo el organismo mediante el torrente sanguíneo. El tiempo promedio son 90 minutos y en algunos casos toma tan sólo 30 minutos. Se aplican directamente sobre el área a tratar. Y también se pueden utilizar en todo tipo de cremas, champús, geles, jabones, mascarillas… todo depende del uso que queramos darles.

■ **Inhalación.** A través de vahos o colocando unas gotas de aceites esenciales en difusores de aromaterapia para inundar la casa o una habitación.

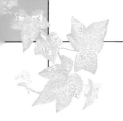

Aceites de plantas medicinales

■ **Aceite esencial de enebro.** Calmante, analgésico, antiséptico y antidepresivo. Útil para emplear en masajes para el reuma, artritis, dolores musculares, trastornos digestivos y retención de líquidos.

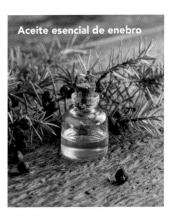
Aceite esencial de enebro

■ **Aceite esencial de eucalipto.** Analgésico, antiinflamatorio, antiviral, antiséptico y expectorante. Se trata de un aceite vasodilatador, por lo que está indicado en caso de resfriado, gripe o tos. Tiene el poder de activar el sistema inmunológico, en especial contra enfermedades infecciosas, ayuda a disminuir la fiebre y es además analgésico. Se puede utilizar también como inhalador (dos gotas sobre un pañuelo), o para masajear el pecho para liberar la congestión.

■ **Aceite esencial de árbol del té.** Antiséptico, astringente y cicatrizante. Por sus propiedades es muy beneficioso utilizarlo para combatir el acné.

Algunas precauciones

◆ La mayoría de aceites esenciales no deben aplicarse en su estado puro directamente sobre la piel, ya que son altamente concentrados y podrían quemarla.

◆ Antes de aplicarlos es necesario diluirlos en otros aceites, conocidos como aceites bases, o en agua. Los aceites base no cambian el aroma del aceite esencial. Algunos aceites bases adecuados son: almendras, cacahuate, coco, aguacate.

◆ Evitar el contacto con los ojos. En caso de hacerlo deben de lavarse los ojos con abundante agua, evitando tallarse con las manos.

◆ No confundir los aceites esenciales con los aceites sintéticos, su calidad es muy inferior a los aceites esenciales y si son aplicados en la piel causan quemaduras y alergias.

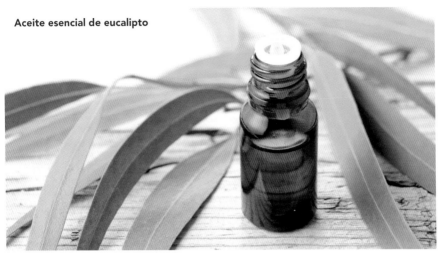

Aceite esencial de eucalipto

Para ello, añadir cuatro gotas en un algodón impregnado del tónico habitual, lavarse bien la cara y después aplicar sobre los granitos una gota de aceite esencial de árbol del té. También va bien para los cuidados del cabello, pues regula la actividad de las glándulas sebáceas.

■ **Aceite esencial de bergamota.** Es un aceite muy efectivo como antiespasmódico, tónico y estimulante digestivo, calmante y antiséptico. Tiene un delicado tono verde y un aroma cítrico muy fresco y agradable. Combina bien con los aceites de lavanda, jazmín, ciprés, limón, geranio y coriandro. Aceite esencial de caléndula. Suavizante, hidratante y calmante en pequeñas cantidades. El aceite de caléndula es un excelente remedio natural para aliviar las quemaduras. Se elabora fácilmente macerando un puñado de flores de caléndula por cada litro de aceite de oliva y poniéndolo dentro de un recipiente hermético de cristal durante 40 días en un lugar cálido pero no soleado. Se aplica después del sol como si se tratara de un bálsamo.

■ **Aceite esencial de clavo.** Antiséptico y analgésico, se emplea en compresas para luxaciones. También favorece el sueño y, por su efecto localmente anestésico, se recomienda en lociones bucales y pastas de dientes. Internamente es útil para los trastornos digestivos y previene las enfermedades infecciosas.

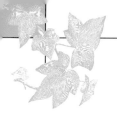

■ **Aceite esencial de hinojo.** Útil en tratamientos para el cuidado de la piel con el fin de tonificar los tejidos cutáneos hinchados y fláccidos. Es hidratante. Adecuado para mezclas de baño y vapores durante curas adelgazantes. Es uno de los aceites más valiosos para el tratamiento de la celulitis.

Estimula la producción del estrógeno necesario para mantener el tono muscular, la elasticidad de la piel, una circulación saludable y huesos fuertes. Así que este suministro de estrógeno puede retrasar algunos de los efectos degenerativos del envejecimiento.

■ **Aceite esencial de lavanda.** Descongestionante, astringente, calmante y antiséptico. También tiene propiedades antidepresivas y estimulantes de las defensas del organismo. Muy adecuado para vaporizar habitaciones cerradas o donde hay enfermos. Es uno de los pocos aceites esenciales que puede aplicarse sin diluir.

■ **Aceite esencial de lemongrass.** Antiinflamatorio, desodorante y vasodilatador. Contrarresta la somnolencia y parece que su olor estimula la tiroides. Mejora la respiración y está indicado en caso de resfriados. En general, deja en el ambiente un olor fresco y atrayente. Pero cuidado

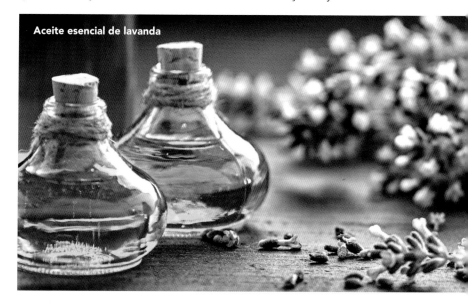

Aceite esencial de lavanda

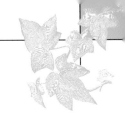

porque es un aceite muy fuerte y hay que tener la precaución de diluirlo apropiadamente.

■ **Aceite esencial de limón.** Astringente, desinfectante, revitalizante y desodorante. Mejora la circulación sanguínea y linfática. Añadido al baño estimula la circulación, actúa como revitalizante y se puede agregar a tónicos cutáneos, cremas anticelulitis, lociones para pieles mixtas o grasas, cremas de manos para fortalecer las uñas quebradizas y champús para cabellos grasos. Añadido a compresas o vapores sirve para limpiar pieles con acné o impurezas.

■ **Aceite esencial de mandarina.** Suavizante, delicado, relajante. Se aconseja para añadir al baño de los niños y a los tratamientos rutinarios del cuidado de la piel.

■ **Aceite esencial de menta.** Desodorante, refrescante, analgésico y antiséptico. Se puede añadir al baño para tonificar y estimular la piel, pero no hay que emplear más de un par de gotas, de lo contrario la piel notaría fría hasta el agua más caliente. Tiene efectos calmantes para piernas cansadas. Va bien para enjuagues gingivales y champús anticaspa.

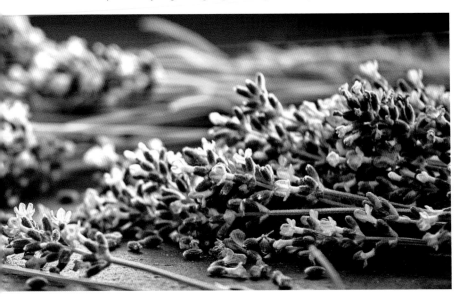

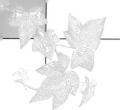

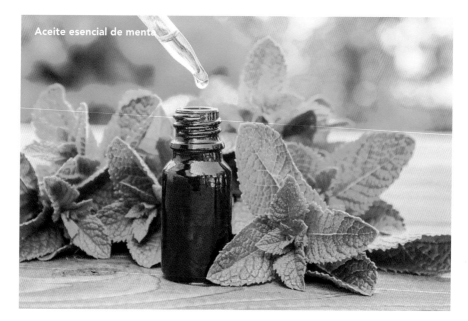

Aceite esencial de menta

■ **Aceite esencial de pino.** Astringente, descongestionante y anticelulítico. Es un potente antiséptico. Desinfectante adecuado para baños de pies, baños de asiento, etc. También es antiinflamatorio, desodorante y refrescante. Útil en los baños para refrescar la piel y prevenir y calmar trastornos respiratorios o mezclado con cera de abejas o aceite de jojoba para fricciones del tórax. En aceites para masaje tiene acción calmante y analgésica, mejorando la circulación.

■ **Aceite esencial de romero.** Tonificante cutáneo y capilar, reafirmante, circulatorio, anticelulítico, tónico muscular y analgésico. Es ideal para los cabellos, añadido en champús, acondicionadores, emplastos y aceites para masaje del cuero cabelludo, deja el cabello fuerte y reluciente, mejora la circulación sanguínea del cuero cabelludo, regula la secreción sebácea y estimula el crecimiento. En los masajes mejora la circulación y alivia los dolores, siendo cicatrizante y un fuerte antiséptico.

■ **Aceite esencial de sándalo.** Regenerador y revitalizante cutáneo, nutritivo y sedante. Mejora la respiración y favorece la meditación y la creatividad. Es antidepresivo y euforizante. Mejora la calidad del sueño.

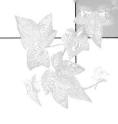

Fitocosmética: belleza y salud

Se entiende por fitocosmética al uso de los principios activos de las plantas para el cuidado y estética personales. El reino vegetal es muy rico en propiedades dermatológicas: hay plantas tonificantes, astringentes, antiinflamatorias, antisépticas, cicatrizantes, detergentes, suavizantes, calmantes, emolientes, descongestionantes, refrescantes, etc. Por otra parte, los cosméticos son preparados de múltiples formas. Así, encontramos formulaciones que utilizan extractos vegetales en cremas, emulsiones, lociones, geles, aceites, jabones, desodorantes

¿Con qué plantas? Entre las plantas más utilizadas en fitocosmética destacan el áloe vera, la avena, el espliego, la caléndula, el meliloto, la fumaria, la achicoria, el lino, el rusco, el abeto, la mejorana y el karité.

■ **Karité.** Este último es un árbol (Vitellaria paradoxa) que crece en las sabanas de numerosos países centroafricanos. Sus frutos son del tamaño de una nuez y una vez maduros se dejan secar y se prensan en frío para obtener la llamada manteca de karité. Sus propiedades hidratantes nutritivas y antioxidantes hacen de ella un producto ideal para prevenir el envejecimiento cutáneo. Está principalmente indicada para pieles

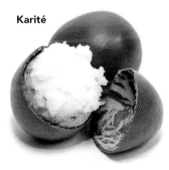

Karité

secas y sensibles así como en irritaciones y quemaduras solares.

■ **Avena.** En cuanto a la avena, sus partículas asociadas a un gel limpiador poseen la propiedad de absorber la suciedad y los residuos celulares respetando y cuidando la estructura cutánea. Debido al fósforo que contiene, disminuye la dureza del agua, lo que se traduce en una acción suavizante y relajante de la limpieza diaria. Utilizada en crema o loción, debido a la presencia de lípidos y sustancias absorbentes de agua evita la deshidratación de la piel y mantiene una barrera protectora frente a las agresiones externas. También tiene efecto calmante y antiinflamatorio.

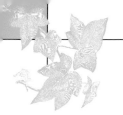

Para casos concretos

■ **Contra las manchas cutáneas.** La función principal de la fitoterapia en el tratamiento de las manchas de la piel consiste en el uso de plantas blanqueadoras y en la confección de mascarillas con las que realizar peelings. Destacan el perejil (*Petroselinum crispum*), el limón (*Citrus limonum*), el diente de león (*Taraxacum officinale*) y la caléndula (*Calendula officinalis*). También se puede preparar una mascarilla con 50 g de berros (*Nasturtium officinale*) triturados y mezclados con media cucharada de miel.

■ **Contra las espinillas.** Se utilizan plantas bactericidas que eliminen los gérmenes y astringentes que limpien y reduzcan la producción de grasa en la zona. Para uso interno están indicadas la cola de caballo (*Equisetum arvense*), la avena (*Avena sativa*), la equinácea, el ciprés (*Cupressus sempervirens*) y el hipérico. Podemos preparar una excelente mascarilla antiacné con 1 cucharada y media de flores de hipérico, 4 cucharadas de aceite de almendras, 4 cucharadas de harina de avena y agua caliente.

Introducimos las flores de hipérico dentro de una olla. Añadimos el aceite y dejamos que se macere durante 20 días. Terminada la maceración, colamos el líquido y lo vertemos en un recipiente de cristal. Añadimos poco a poco la harina de avena, removiendo sin parar hasta que se forme una pasta espesa. Guardamos en la nevera hasta que vayamos a utilizarla.

■ **Sin caspa.** Se usan plantas que eviten la excesiva descamación o que controlen el exceso de grasa (seborrea) o que impidan su excesiva sequedad. Para uso externo, se recomiendan el laurel (*Laurus nobilis*) por su efecto regenerador del cuero cabelludo; la consuelda (*Symphytum officinale*) por su contenido en alantoína; el regaliz (*Glycyrrhiza glabra*) pues disminuye las secreciones grasas del cabello; y la salvia (*Salvia officinalis*). Con esta última podemos preparar una loción anticaspa mezclando 5 gotas de aceite esencial de salvia y 1 cucharadita de aceite de almendras. Con este preparado masajeamos la cabeza con movimientos circulares.

Avena

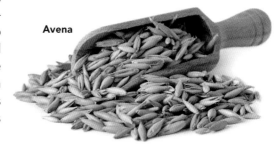

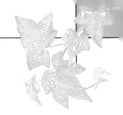

Fitocosmética en casa

■ **Bálsamo de miel.** Excelente protector labial para mantener bien hidratada la piel de los labios y evitar la tirantez. Necesitas 2 cucharadas de miel líquida y 5 gotas de agua de lavanda. Mezclar bien los ingredientes en un pequeño recipiente y guardar en un tarro de cristal herméticamente cerrado. Aplicar el bálsamo en los labios antes de acostarse.

■ **Loción anticaída.** Prueba con esta loción a base de ortigas y manzanilla para frenar la pérdida del cabello. La ortiga es un excelente reconstituyente del cabello. Por su parte, la manzanilla elimina el picor y la descamación. ¿Cómo prepararlo? Realiza una infusión con una cucharada de flores de manzanilla con 1 l de agua y añade otra de ortigas.

■ **Champú para cabellos grasos.** Que no falte salvia y menta en tus macetas. La salvia le da vigor y brillo a tu cabello; la menta neutraliza el exceso de grasa del pelo. Un tándem ideal para tratar tus cabellos grasos.

Mezcla dos cucharadas de hojas de menta piperita seca con dos cucharadas de hojas secas de salvia. Añade un vaso de agua y cuécelas durante 15 minutos. Cuela y mezcla en un bol con dos vasos de champú neutro. Guarda en un frasco y utiliza habitualmente como champú para cabello graso.

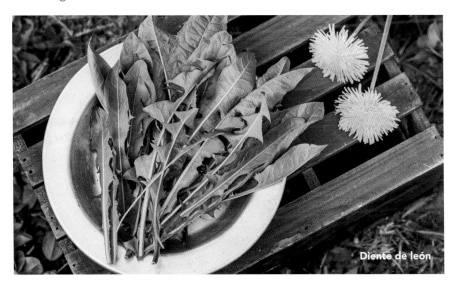

Diente de león

Un spa con plantas y en casa

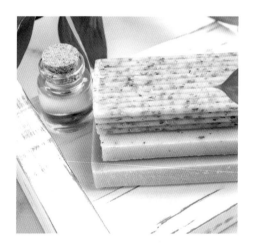

Con las plantas medicinales también puedes regalar o regalarte una buena sesión relajante de spa sin salir de casa. Los principios activos de determinadas plantas son un excelente aliado para tu bienestar, que también puedes utilizar junto a hidroterapia, música relajante, un buen masaje y todo tipo de infusiones, vaporizaciones o aceites esenciales. En conjunto son un regalo para tus sentidos.

■ **Un baño relajante.** Es tiempo de ahorrar agua, por eso darnos un buen baño no es algo que sea tan habitual; lo más importante para disfrutar de un buen baño relajante es disponer de tiempo. Si no vas a bañarte en compañía, elige un momento del día tranquilo y asegúrate de que no tendrás interrupciones. Por supuesto, desconecta el móvil y dile a los tuyos que no estás para nadie durante como mínimo media hora.

■ **Como un ritual.** Prepara bien el espacio. Ilumina el cuarto de baño con unas cuantas velas (las hay perfumadas con aceites esenciales naturales), pon una música suave y empieza a llenar la bañera. La temperatura ideal del agua debe oscilar entre los 30 y 32 °C. Es importante acertar con la temperatura, pues el agua caliente y el vapor que genera hacen que los poros de nuestra piel se abran y están más receptivos a las propiedades terapéuticas y curativas de las plantas utilizadas.

Procuraremos usar jabones y productos elaborados de forma natural, a base de todo tipo de plantas o frutas. Cuando están combinados con aceites esenciales puros, ofrecen ventajas adicionales: la lavanda es muy

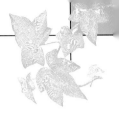

buena para la piel, el árbol del té (*Melaleuca alternifolia*) es bactericida y el limón levanta el ánimo. A continuación puedes añadir aceites esenciales a base de plantas aromáticas y medicinales. Aquí tienes una breve guía de los aceites naturales más recomendables:

- **Aceite de menta.** Estimula, refresca y calma.
- **Aceite de eucalipto.** Estimula y es balsámico.
- **Aceite de lavanda.** Relaja y tonifica.
- **Aceite de romero.** Relaja, desinfecta y cura.
- **Aceite de pino.** Relaja y es muy apropiado para personas aquejadas de reumatismo.

Recordemos que Los aceites esenciales penetran por vía cutánea, después son inhalados mientras respiramos y luego pasan a la sangre, restableciendo una gran armonía física y psíquica.

- **Infusión.** También puedes preparar una infusión de manzanilla, menta o valeriana y diluirla en la bañera, o en su defecto, un puñado de sal gorda. La lavanda, la mejorana, los pétalos de rosa y las hojas de pino también son excelentes infusiones para añadir al agua caliente del baño.

Una vez hayas preparado el baño, sumérgete en el agua caliente y simplemente relájate. Intenta poner la mente en blanco, si alguna preocupación te aborda, simplemente déjala pasar.

- **Y después...** Al cabo de 5 o 10 minutos realiza un suave masaje por todo el cuerpo con un buen guante de crin o una esponja natural.

También puedes añadir alguna sal de baño elaborada con plantas medicinales. Aquí tienes unas cuantas ideas:

- **Sal de baño de jazmín, salvia y lavanda.** Para elaborarla necesitarás los siguientes ingredientes: 300 g de sal fina, 150 g de sal gorda, 5 gotas de esencia de jazmín, 2 gotas de esencia de lavanda y 2 gotas de esencia de salvia. Coloca la sal fina y la gorda en un recipiente y mezcla bien. Luego, mezcla las esencias de jazmín, de lavanda y salvia. Añade, poco a poco, esta mezcla aceitosa a la sal, removiendo constantemente hasta quede muy bien impregnada. Se recomienda guardar esta preparación en un tarro y añadir al agua caliente justo antes de entrar en la bañera.

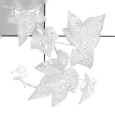

■ **Sal de baño tonificante.** Para elaborarla necesitas sal marina, milenrama, salvia, esencia de romero, esencia de pino, esencia de menta y castaño de India. Añade al agua caliente del baño la sal marina, la milenrama, la salvia, el romero y el castaño de india y finalmente agrega las esencias de pino, romero y menta. Sumérgete en el agua durante 15 minutos y termina con una ducha, alternando agua caliente y fría.

■ **Sal de baño sedante.** Ideal para tomar un baño justo antes de irnos a la cama. Necesitas sal marina, romero, mejorana, manzanilla, espino albar y esencia de azahar. Añade al agua caliente de la bañera la sal marina, las hierbas trituradas de romero, mejorana, manzanilla y espino albar. Finalmente, incorpora 50 gotas de esencia de azahar.

Cuando hayas terminado el masaje date una estimulante ducha fría de forma ascendente, es decir, empezando por los pies. Recuerda que los baños relajantes nunca deben exceder de 15 minutos, de lo contrario el agua caliente resecar. tu piel en exceso. Por cierto, si tienes la piel seca, prueba de añadir copos o salvado de avena al agua caliente y ya verás cómo notas su efecto hidratante y suavizador sobre la piel.

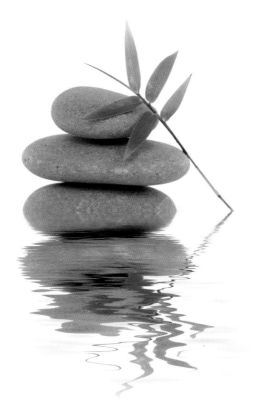

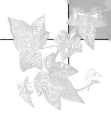

Plantas para dar o recibir un buen masaje

Nada mejor que un buen masaje después de un día ajetreado y cargado de tensión. Puedes utilizarlos por separado o mezclados, en el baño, en una sesión de masaje, para el cuidado de la piel y el cabello, por vaporización o inhalación. Sea como sea, vivirás una experiencia sensorial única cada vez que los utilices.

■ **Aroma a flor de piel.** Para un buen masaje necesitas algún tipo de aceite o crema corporal. Puedes adquirirlos ya preparados o elaborarlos en casa. Si te animas a hacerlo, ten en cuenta que necesitarás un aceite de base y varios aceites esenciales para mezclar y dar volumen.

Los principales aceites de base son: de semilla de uva, de coco, de germen de trigo y de almendras dulces. El aceite de oliva no sirve porque huele demasiado y no mezcla bien con las esencias. Entre los aceites esenciales, los más utilizados son los de albahaca, bergamota, geranio, jazmín, lavanda, salvia, limón, mejorana, rosa, ylan-ylang y sándalo.

Según las mezclas conseguirás distintos efectos (relajante, estimulante). Aquí. tienes unas cuantas recetas para que prepares en casa:

■ **Aceite estimulante:** 50 ml de aceite base, 11 gotas de romero, 9 gotas de lavanda, 5 gotas de enebro.

■ **Aceite calmante:** 50 ml de aceite base, 15 gotas de lavanda, 15 gotas de manzanilla. Alivia el estrés y ayuda a conciliar el sueño.

■ **Aceite afrodisíaco:** 50 ml de aceite base, 15 gotas de jazmín, 5 gotas de pachuli y 5 gotas de rosa.

■ **Manzanilla.** Su efecto calmante ayuda a combatir las inflamaciones. También facilita la regeneración celular y evita inflamaciones en los ojos.

■ **Ginseng.** Tiene propiedades antioxidantes y colabora a energizar la piel agotada, estimulando la regeneración celular.

■ **Menta.** Tiene cualidades astringentes y es un relajante natural. Puedes hacer compresas e incluso lociones para aplicar directamente sobre la piel.

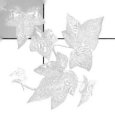

Plantas y cutis perfecto

Muchas pieles, especialmente las grasas, sufren el taponamiento de los poros debido a una falta de limpieza adecuada sumada a determinados agentes exteriores como la contaminación. En consecuencia, aparecen los antiestéticos puntos negros que afean nuestro rostro.

Puedes limpiar tu piel a fondo sin moverte de casa, con una buena sesión de vaporizaciones a base de diferentes plantas medicinales.

Con este método, la piel absorbe los principios activos de la planta a través del vapor del agua caliente. Para ello suelen utilizarse aceites esenciales o se infusionan directamente las plantas en el agua hirviendo. Este método también se utiliza en el tratamiento de las vías respiratorias.

■ **Limpieza de puntos negros.** Para empezar, lava la piel de la cara con un jabón suave y enjuaga con agua tibia. Masajea la zona con aceite de jojoba (suavizante de los poros). A continuación, hierve aproximadamente dos litros de agua con una cucharadita de lavanda, saúco, menta o romero. Mezcla bien y deja enfriar durante aproximadamente 5 minutos. Ahora coloca la olla (con cuidado de no quemarte) sobre una mesa y retira la tapa. Acerca el rostro a la olla unos 20 cm y cúbrete la cabeza con una toalla. Permanece así durante 5 minutos.

Después remueve los puntos negros, presionando suavemente con la yema de los dedos previamente lavados con agua y jabón. Una vez extraídos los puntos negros, lava bien la cara con un jabón suave y agua tibia. Finalmente, aplica un tonificador a la piel con un algodón para cerrar el proceso de limpieza de los puntos negros.

■ **Vaporización con lavanda, manzanilla y caléndula.** Necesitarás estos ingredientes: 1 cucharada de aceite esencial de lavanda, 2 cucharadas de té de caléndula, 2 cucharadas de manzanilla y 2 cucharadas de agua de rosas.

Hierve 1 l de agua en una olla tapada. Pasados 10 minutos, añade todos los ingredientes y deja que infusione durante un par de minutos más. Retira del fuego y cubre la cabeza con una toalla.

■ **Una sesión exfoliante.** Una buena exfoliación elimina la suciedad de las capas exteriores de la piel y también las células muertas. Produce una estimulación de la circulación de los fluidos linfáticos que contribuyen a la

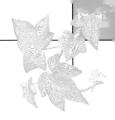

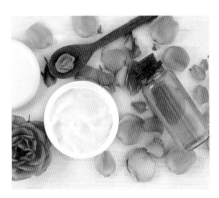

eliminación de toxina y el masaje estimulante que produce mejora la circulación de la sangre. Piensa que la piel se regenera naturalmente cada 28-30 días.

Con la exfoliación activas la circulación, suavizas la piel y, lo más importante, facilitas la regeneración de células nuevas, lo que fortalece la piel y le aporta elasticidad. Además, la exfoliación contribuye a que las marcas y cicatrices se disimulen.

Es aconsejable exfoliar la piel una o dos veces a la semana. Tras realizarla, se debe aplicar una loción hidratante para asegurar la recuperación de la piel. En el caso de pieles muy sensibles la exfoliación debe ser menos frecuente: una vez cada quince días será suficiente.

■ **Ayudar a la acción de las plantas.** Empieza con una ducha de agua caliente para que la piel se reblandezca. Luego aplica el producto específico sobre un guante de lufa (exfoliante) o una esponja y para terminar frota suavemente sobre la piel presionando levemente con las manos mientras haces movimientos circulares. La constancia es fundamental para mantener la piel lisa, suave y reluciente.

Como exfoliante natural puedes mezclar jugo de limón y azúcar, y aplicar sobre las zonas más resecas como codos, rodillas y pies. Frota bien la zona a tratar y deja actuar unos minutos para que el limón complete su efecto antimanchas. Finalmente, aclara la zona con abundante agua y no olvides de hidratarte bien la piel con tu crema habitual. Si lo prefieres, toma nota de la siguiente receta:

Ingredientes ½ taza de bicarbonato de sodio, ½ taza de copos de avena, 2 bolsitas de té verde, 1 taza de leche de cabra y ½ taza de jojoba o de aceite de semilla de uva. Empieza mezclando el bicarbonato, los copos de avena y la leche. Luego, corta las bolsitas de té y agrega la hierba a la mezcla. Bate bien hasta lograr una pasta uniforme y viértelo en un tarro de cristal, donde podremos conservarlo en el refrigerador durante una semana. Si quieres, puedes perfumar este exfoliante natural con unas gotas de tu aceite esencial favorito.

Apéndices

1. Suplementos dietéticos con plantas medicinales

Los suplementos o complementos dietéticos ofrecen los principios activos de muchas plantas saludables o medicinales, a menudo de forma concentrada y con innumerables beneficios para el organismo. De esta forma, hoy encontramos los complementos clásicos –levadura de cerveza, germen de trigo, lecitina de soja…– acompañados de una infinidad de recursos nutricionales elaborados a partir de plantas medicinales. Por lo general, los suplementos dietéticos contienen uno o varios ingredientes activos destinados a complementar los nutrientes de nuestra alimentación y nuestra salud.

Y pueden contener todo tipo de vitaminas, minerales o principios activos propios de determinadas plantas medicinales. Resultan muy cómodos de utilizar pues se presentan en forma de cápsulas, comprimidos, jarabes o polvos. Los encontraremos en las antiguas herboristerías, y también en tiendas especializadas en dietética y farmacias. Sus efectos, y la comodidad que ofrece su utilización hacen que su presencia y consumo sean cada vez mayores.

En esta brevísima pincelada a modo de ejemplo vamos a recordar algunos. Se trata de buenos recursos de probada eficacia, tanto los que contienen la planta, su aceite o sus extractos, como los que incluyen alguno de sus compuestos o principios activos.

■ **Alfalfa** (*Medicago sativa*). Recomendada en el tratamiento de úlceras, gastritis y enfermedades del hígado. También actúa como diurético, alivia las inflamaciones y disminuye el colesterol. Existen también comprimidos de brotes de alfalfa.

■ **Abrojo** (*Tribulus terrestis*). Como estimulante natural de la producción de testoesterona, este suplemento ha ganado muchos adeptos entre los

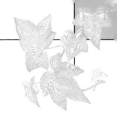

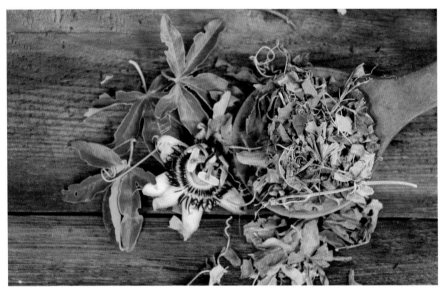

culturistas y todas aquellas personas que buscan aumentar su masa muscular. Además, también se ha demostrado que su consumo mejora el deseo sexual.

■ **Onagra** (*Oenothera Biennis*). Se ha comprobado que este el aceite de onagra o prímula está muy indicado para tratar enfermedades relacionadas con la salud de la mujer: síndrome premenstrual, infertilidad, endometriosis y quistes de ovario, entre otros. Ello se debe a su contenido en ácido linoleico y, especialmente, al ácido gamma-linolénico que sólo se encuentra en el aceite de onagra y el de borraja, así como en las semillas de la grosella negra (*Ribes nigrum*).

■ **Boswellia** (*Boswellia sacra*). En formato de cápsulas o crema tópica, alivia los síntomas de la artritis y normaliza los niveles de lípidos en la sangre. También resulta muy útil en el tratamiento de otras afecciones inflamatorias, como la psoriasis y la colitis ulcerosa.

■ **Garcinia** (*Garcinia cambogia*). El extracto de este árbol tropical que crece en el sur de la India es capaz de reducir la conversión de hidratos de carbono en grasa, evitando su acumulación. De la fruta se extrae el

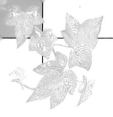

ácido hidrocítrico (HCA), capaz de reducir la producción de grasas en el organismo y por lo tanto un ingrediente muy utilizado como suplemento para adelgazar con moderación. También se recomienda su consumo en muchos problemas de circulación, ya que tiene un efecto protector de las paredes de los vasos sanguíneos.

■ **Ciwuja.** La raíz de esta antigua planta china es excelente para reforzar el rendimiento de los deportistas. Un tonificante natural para todo aquel que necesite un aporte extra de energía, sin esteroides ni estimulantes como la cafeína.

■ **Clorella** (*Chlorella pyrenoldosa*). Riquísima en elementos fotoquímicos, aminoácidos, vitaminas y minerales, se recomienda para depurar toxinas del organismo y reforzar los niveles de albúmina (ideal para fumadores).

■ **Cordyceps** (*Cordyceps sinensis*). Esta antigua planta tónica china aumenta la resistencia de forma natural, así como protege contra los radicales libres y restablece la energía. Es uno de los suplementos deportivos más utilizados.

■ **Uva (aceite de semillas).** Rico en ácidos grasos, el aceite de semillas de uva se obtiene de la presión de las pepitas y es excelente en personas con problemas circulatorios. Ayuda en la prevención de infartos, disminuye el colesterol LDL y triglicéridos, y también ayuda a controlar las enfermedades inflamatorias y reumáticas.

■ **Germen de trigo.** Rico en ácidos esenciales, disminuye el colesterol, los triglicéridos e impide la formación de coágulos en la sangre. Es un eficiente aliado para la prevención de todo tipo de enfermedades vasculares. Por su alto contenido en ácido fólico, también se recomienda en mujeres embarazadas o lactantes.

■ **Hierba de cebada, hierba del trigo.** Para quienes no puedan preparar en casa el jugo fresco, existen en cápsulas con el extracto seco de la planta. La hierba del trigo –y también la de cebada– es rica en clorofila y nutrientes con una gran variedad de aminoácidos y enzimas. Tienen

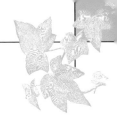

una extraordinaria cantidad de vitaminas B, C, E y minerales como potasio, calcio, hierro, fósforo y magnesio. Entre sus múltiples propiedades, ayudan a aliviar el dolor de la artritis y eliminan toxinas del organismo; la hierba de cebada se recomienda en el tratamiento de hepatitis y en desórdenes estomacales e intestinales.

■ **Licopeno.** Este componente fotoquímico tan presente en el tomate posee la capacidad de inhibir el crecimiento de células cancerígenas de cánceres de pecho, de pulmón y del endometrio. Asimismo reduce el riesgo de cáncer de próstata y protege contra otros tipos de cáncer, como el de piel.

■ **Luteína.** Este suplemento ha probado su eficacia en la prevención de la degeneración macular relacionada con el envejecimiento, una afección debida al deterioro de la mácula, la diminuta parte central de la retina.

■ **Neem** (*Azadirachta indica*). Esta planta utilizada en la medicina ayurvédica de la India tiene infinidad de propiedades medicinales. Externa o internamente como suplemento dietético, alivia el eczema, es un hidratante natural, ayuda a prevenir la gingivitis y tiene propiedades antifúngicas, antivíricas y bactericidas.

■ **Silimarina.** Este suplemento contiene principios activos extraídos del cardo mariano, planta medicinal muy utilizada en el tratamiento natural de los trastornos del hígado. Por eso su consumo mejora la función general de este órgano y lo protege del ataque de los radicales libres. También es útil en el tratamiento de la hepatitis y la cirrosis del hígado.

■ **Hierba de cabra cuerna.** El nombre lo dice todo: la potente hierba de cabra cuerna (*Sagittatum epimedium*), se ha utilizado en la medicina china durante siglos para mejorar la resistencia, el deseo y el vigor sexual.

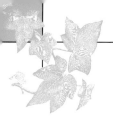

2. Recetario con plantas

A pesar de la gran ayuda que representa el empleo de plantas medicinales, a veces las preparaciones compuestas tienen la ventaja de reforzar entre sí la fuerza de sus componentes; es lo que ocurre con la vainilla, un débil afrodisíaco; pero también el de disminuir el peligro de plantas que empleadas solas pueden ser muy peligrosas y requieren una dosificación que no puede hacerse sin prescripción médica, como la nuez vómica; o poseen efectos colaterales, como el clavo de especia que es muy irritante.

Por eso adjuntamos este apéndice con recetas que pueden ser de mucha utilidad, como las siguientes:

Vino contra la abulia

Áloe (jugo seco)	15 gramos
Canela	5 gramos
Genciana (raíz)	15 gramos
Sen (folículos)	10 gramos
Naranjo amargo (corteza)	10 gramos
Tomillo (planta)	10 gramos
Azafrán (estigmas)	1 gramo
Vino de calidad	1 litro

Se deja macerar durante ocho días, se cuela y envasa. Se toma un vasito antes de las comidas.

Vino contra la impotencia (si no existen problemas orgánicos)

Genciana (raíces)	20 gramos
Ajenjo (sumidades)	30 gramos
Naranja amarga (corteza)	30 gramos
Áloe (jugo seco)	15 gramos
Nuez de cola	30 gramos
Nuez vómica	10 gramos
Damiana (hojas)	30 gramos
Vino blanco dulce	1 litro
Alcohol de 90°	500 g

Al vino se le añade el alcohol, y una vez bien mezclados se echan los demás componentes y se deja macerar durante 15 días; se cuela, se envasa y se toma un vasito antes de las comidas principales.

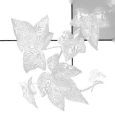

Otra

Apio (semillas)	20 gramos
Genciana (raíces)	30 gramos
Menta (hojas)	20 gramos
Romero (hojas)	40 gramos
Ajedrea (hojas)	40 gramos

Una vez bien triturados y mezclados los componentes, se guardan. Cuando interese se prepara una tisana con una cucharada de las de sopa para una taza de agua; para ello, se hace hervir todo durante 2 o 3 minutos, se tapa y deja reposar otros 10 minutos. Se toman dos o tres tazas diarias.

Polvo tónico-afrodisíaco

Canela	10 gramos
Nuez moscada	7 gramos
Azafrán (estigmas)	7 gramos
Clavo de especia	5 gramos
Cardamomo (semillas)	5 gramos
Azúcar	70 g

Se pulveriza todo junto y se tamiza. La dosis es de tres tomas diarias, cada una de ellas en la cantidad que coja el extremo del mango de una cucharilla de las de café, y diluido en vino o agua azucarada.

Este polvo, además de sus propiedades afrodisíacas, es un excelente emenagogo, recomendable particularmente en los casos de anemia y en las doncellas cloróticas.

Vino afrodisíaco

Vainilla	30 gramos
Canela	30 gramos
Ginseng (raíz)	30 gramos
Ruibarbo (rizoma)	30 gramos
Vino de Málaga	1 litro

Se deja macerar durante 15 días agitando diariamente. Se filtra y se añaden 15 g de tintura de ámbar, se toma un vasito cuando convenga.

Ratafía compuesta

Canela en polvo	8 gramos
Clavos de especia contundidos	5 gramos

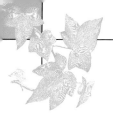

Nuez moscada	3 gramos
Alcohol de 90°	650 gramos

Se deja macerar durante 10 días, se filtra y se añaden 150 g de jarabe simple. Se deja reposar unos días y se vuelve a filtrar y envasar. La dosis es de una copita después de cada comida.

Esencia de Italia (afrodisíaca)

Canela contundida o en polvo	90 gramos
Cardamomo (semillas)	60 gramos
Galanga (rizoma contundido)	60 gramos
Clavo de especia	15 gramos
Pimienta negra	12 gramos
Nuez moscada	8 gramos
Ámbar gris	0,2 gramos
Almizcle	0,2 gramos
Alcohol de 90°	1 litro

Se deja macerar durante 1 5 días, se cuela y se toman de 20 a 30 gotas en un terrón de azúcar.

Tisana afrodisíaca

Nuez moscada (raspaduras)	5 gramos
Romero (hojas)	5 gramos
Salvia (hojas)	5 gramos
Orégano (sumidades)	5 gramos
Menta (hojas; piperita o poleo)	5 gramos
Manzanilla (flores)	5 gramos
Enebro (nebrinas)	5 gramos
Clavo de especia	5 gramos
Agua	1 litro

Se pone el agua al fuego y cuando empiece a hervir se echan los demás elementos y separa del fuego; se deja reposar 10 minutos y se filtra.

Quienes sientan la necesidad de sentir el «latigazo» deben tomar varias tazas al día. De lo contrario con una taza diaria al acostarse es suficiente para mantener el «tono normal».

En el siglo XVIII esta tisana tenía la reputación de ser excitante e «impulsar al juego del amor»; pero lo que si es innegable es que a sus cualidades afrodisíacas une virtudes digestivas, tónicas y fortificantes.

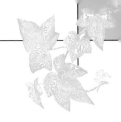

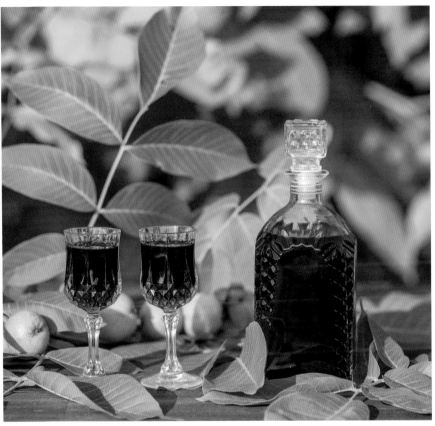

Licor «Amor perfecto»

Corteza de limón . . . . 15 gramos
Tomillo (planta) . . . . 15 gramos
Canela en polvo o contundida . . . . 15 gramos
Vainilla . . . . 15 gramos
Cilandro (semillas) . . . . 15 gramos
Macis (arillo de la nuez moscada) . . . . 15 gramos
Aguardiente . . . . 1 litro

Se deja macerar durante 15 días, se filtra y luego se añade un jarabe de azúcar formado por 1 kilo de azúcar en medio litro de agua. Se mezcla bien y se filtra. Se toma un vasito cuando convenga (en realidad la dosis varía con las personas).

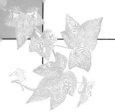

Tisana contra la anemia

Bistorta (raíz)	30 gramos
Cálamo aromático (rizoma)	30 gramos
Bolsa de pastor (planta)	20 gramos
Fenogreco (semillas)	40 gramos
Agua	500 g

Se hace hervir el agua en cuyo momento se retira del fuego, se añaden los componentes, se deja reposar durante 10 minutos y se cuela. La dosis es de tres vasos al día, entre comidas.

Vino para las convalecencias

Genciana (raíces)	20 gramos
Quina calisaya (corteza)	20 gramos
Trébol de agua (hojas	20 gramos
Cálamo aromático (rizoma)	20 gramos
Equiseto (planta)	30 gramos
Vino de calidad	1 litro

Se deja macerar durante diez días, se cuela y envasa. La dosis es de un vasito antes de las comidas principales.

Vino para convalecencias

Quina calisaya (corteza)	30 gramos
Genciana (raíces)	20 gramos
Ajenjo (flores)	50 gramos
Canela	10 gramos
Anís (semillas)	10 gramos
Vainilla	5 gramos
Azúcar	50 gramos
Vino generoso	1 litro

Se deja macerar durante ocho días, se cuela, se exprimen los residuos y se envasa. La dosis es de un vasito antes de las comidas principales.

Tisana aperitiva

Centaura (sumidades)	20 gramos
Cariofilada (raíces contundidas)	20 gramos
Genciana (raíz contundida)	20 gramos
Hierba Luisa (hojas)	20 gramos

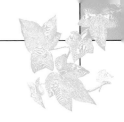

Se trituran y mezclan bien los componentes y se prepara una tisana de la mezcla echando 8 o 10 g de agua hirviendo, dejando reposar 5 minutos y tomar una antes de las comidas principales.

Licor aperitivo de anís

Anís estrellado	30 gramos
Hinojo (semillas)	10 gramos
Regaliz (raíz)	10 gramos
Canela	2 gramos
Aguardiente	1 litro

Se reducen a polvo todos los componentes sólidos y dejan macerar en el aguardiente durante un mes. Se filtra y envasa. Una cucharada de las de café en un vaso de agua es refrescante y aperitiva.

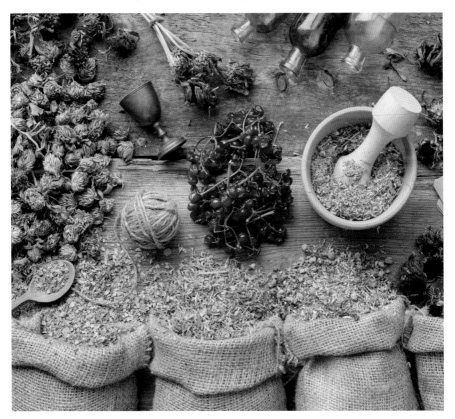

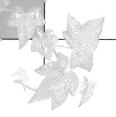

Elixir de ruibarbo (contra la atonía intestinal)

Ruibarbo (rizoma contundido) . . . .   80 gramos
Naranja amarga (corteza) . . . .   20 gramos
Cardamomo (semillas) . . . .   10 gramos
Agua . . . .   1 litro

Se pone a hervir el agua, en cuyo momento se echan los componentes, se aparta del fuego y se tapa herméticamente, se deja enfriar lentamente y se cuela. Al conjunto se agrega 1 litro de alcohol de 90° y se disuelve por contacto y agitación todo el azúcar que pueda disolver a temperatura ordinaria. Se deja reposar 15 días, se cuela y envasa.

Una copita licorera después de cada comida es excelente para la atonía estomacal y problemas hepáticos.

Vino contra la melancolía

Melisa (hojas) . . . .   40 gramos
Damiana (hojas) . . . .   30 gramos
Nuez de cola contundida . . . .   40 gramos

Se deja macerar durante ocho días, se cuela, se envasa y se toma un vasito antes de las comidas principales y otro en los momentos de máxima depresión.

Vino contra la melancolía 2

Cálamo aromático (rizomas) . . . . Cálamo aromático . . . .   40 gramos
Valeriana (raíz) . . . .   30 gramos
Damiana (hojas) . . . .   20 gramos
Azafrán (estigmas) . . . .   2 gramos
Menta piperita (hojas) . . . .   40 gramos
Vino de calidad . . . .   1 litro

Se deja macerar durante 10 días agitando diariamente, se cuela, envasa y se toman tres vasitos al día.

Tisana sedante

Valeriana (raíces) . . . .   10 gramos
Lúpulo (conos) . . . .   10 gramos
Melisa (sumidades) . . . .   10 gramos
Pasionaria (planta) . . . .   5 gramos
Agua . . . .   1 litro

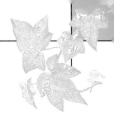

Se pone al fuego el agua y cuando empieza a hervir se echan los componentes, después de unos segundos se apaga el fuego, se cubre el recipiente y se deja reposar 10 minutos; se cuela y se toma en varias tazas a lo largo del día. En casos leves basta una taza al acostarse.

Tisana sedante 2

Fresa (hojas secas)	20 gramos
Aspérula olorosa (planta)	10 gramos
Salvia (hojas)	5 gramos
Melisa (sumidades)	5 gramos
Agua	1 litro

Se pone a calentar el agua y cuando empiece a hervir se añaden los componentes, se apaga el fuego y se deja infundir durante 10 minutos, se cuela y se toma una taza cada tres horas cuando la tensión nerviosa es excesiva. Esta tisana es excelente para calmar un sistema nervioso anormalmente excitado y calmar los espasmos nerviosos.

Baño relajante

Lúpulo (conos)	100 gramos
Lavanda (flores)	100 gramos
Tila	100 gramos
Naranjo (flores)	100 gramos

Una vez bien mezclado todo se toman dos puñados y se echan al agua del baño bien caliente que se prolongará durante 20 minutos o algo más para los hipertensos o en caso de fatiga nerviosa.

Elixir tónico de Garús

Clavos de especia contundidos	25 gramos
Canela en polvo	10 gramos
Nuez moscada contundida	5 gramos
Vainilla desmenuzada	5 gramos
Alcohol de 90°	1 litro

Se deja macerar durante 25 días, se filtra por papel y se envasa. Se toman de 3 a 8 g diarios mezclados con algún agua aromática y repartidos en tres tomas.

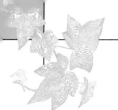

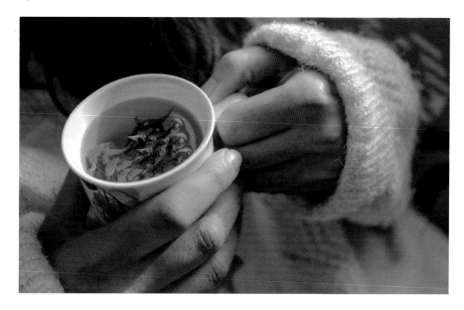

Elixir tónico de larga vida de fray Francisco Ferrer

Áloes (jugo seco)	30 gramos
Ruibarbo (raíces)	15 gramos
Quina calisaya (corteza)	10 gramos
Genciana (raíces)	10 gramos
Azafrán (estigmas)	5 gramos
Agarico blanco	5 gramos
Alcohol de 90°	1 litro

Se deja macerar durante 30 días, se filtra por papel y se envasa. Como profiláctico y para robustecer el estado de salud, 6 a 12 gotas las mujeres y 9 a 10 los hombres, mezclados con caldo o vino generoso.

Vino de Angélica

Angélica (raíces desmenuzadas)	30 gramos
Canela en polvo	4 gramos
Nuez moscada (raspaduras)	2 gramos
Vino tinto	1 litro

Se deja macerar durante 4 días en frasco cerrado y luego se filtra. Una cucharada sopera por la mañana, al mediodía y al acostarse es un buen tónico, especialmente digestivo.

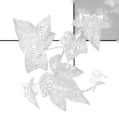

Tisana del centenario

Fresno (hojas) . . . .   10 gramos
Grosellero (hojas). . . . .   10 gramos
Menta (hojas) . . . .   10 gramos
Ulmaria (sumidades) . . . .   10 gramos
Agua . . . .   1 litro

Se calienta el agua a ebullición, se echan los componentes, se apaga el fuego y se deja infundir 10 minutos, se cuela y envasa.

Esta infusión puede usarse en sustitución del agua para beber o tomar dos tazas diarias: una en ayunas por la mañana y otra después de comer. tisana tiene fama en Francia de combatir el envejecimiento y ayudar a conservar una juventud prolongada. También es diurética y estimulante.

Licor tónico de canela

Canela . . . .   30 gramos
Jengibre (raíz) . . . .   8 gramos
Cardamomo (semillas) . . . .   3 gramos
Nuez moscada . . . .   2 gramos
Vainilla . . . .   3 gramos
Vino negro generoso . . . .   1 litro

Se deja macerar durante tres semanas, se filtra y se añaden 150 g de miel, se remueve hasta disolución completa y si conviene se filtra de nuevo y envasa.

Un vasito después de comer facilita la digestión y devuelve las energías a las persona débiles.

Baño tónico

Brezo (flores) . . . .   100 gramos
Perifollo (hojas) . . . .   100 gramos
Romero (hojas) . . . .   100 gramos
Ajedrea (hojas) . . . .   100 gramos

Dos puñados de la mezcla en el agua del baño templada (a unos 30 °C) con una duración de 10 minutos o algo más, es excelente para deportistas o personas fatigadas.

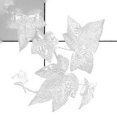

3. Plantas y magia sexual

Adjuntamos este recetario aun cuando sabemos que se trata de supersticiones y prácticas mágicas más divertidas que eficaces; sin embargo, no debemos olvidar que la mayoría de prácticas mágicas similares tienen su mayor fuerza y poder en la voluntad y proyección mental concentrada de quien las realiza, que en la naturaleza de los medios empleados. Con todo, determinadas plantas, como el ginseng, la maca o el abrojo poseen un comprobado poder afrodisíaco. Cuando conocemos con certeza la fuente de dichas recetas, lo indicamos entre paréntesis al final de la misma.

■ **Ácoro bastardo** (*Iris pseudacorus*). Tomad de aquel polvo tan fino que se encuentra entre las flores del lirio amarillo (se refiere al polen) y hacedlo tomar (se supone que con agua o vino) a aqueya de la que sospecháis; estad seguro de que si no es virgen no tardará en ir a orinar. (*Alberto Magno*).

■ **Albahaca** (*Ocimum basilicum*). La mayor virtud que tiene la albahaca es que si alguna mujer fuera atormentada en el parto con vehementísimos dolores, si la pusieren en su mano una raíz de esta planta con una pluma de golondrina, parirá muy presto, con muy poco dolor. (Juan Holerio, *Práctica*).

■ **Beleño negro** (*Hyoscyamus niger*). Forma parte del ungüento con que se untaban las brujas para asistir a las orgías del aquelarre, que según cuentan se componía de beleño, cicuta, mandrágora y estramonio.

Contribuye mucho al ardor amoroso y a servirse del coito. Los que quieran hacerse amar de las mujeres sólo tienen que llevarlo encima, ya que quienes lo llevan son alegres y muy agradables (*Alberto Magno*).

■ **Belladona** (*Atropa belladonna*). Es otra de las plantas que entraban en la composición del ungüento de las brujas para asistir al aquelarre.

■ **Canela** (*Cinnamomum zeylanicum*). Se emplea en los perfumes mágicos del sol y en ciertos filtros de amor.

■ **Cáñamo indio** (*Cannabis indica*). Es la planta de la que se extrae la marihuana, que provoca éxtasis místicos, diabólicos o eróticos, según la personalidad de quien lo toma.

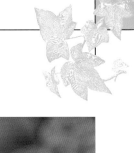

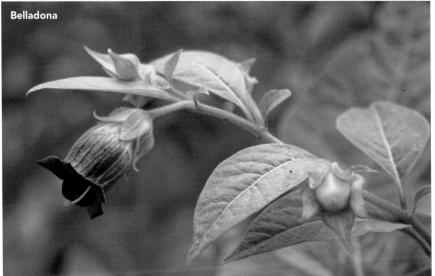

Belladona

■ **Centinodia** (*Polygonum aviculare*). Quien toca esta hierba posee una virtud que proviene del planeta que ha dominado su nacimiento. Y si alguien bebe de ella, le excitará mucho al amor y le dará fuerzas para usar del coito (*Alberto Magno*).

■ **Cilandro o cilantro** (*Coriandrum sativum*). Con los frutos del cilandro reducidos a polvo y mezclados con almizcle, azafrán e incienso, se obtiene un perfume de Venus muy eficaz en las prácticas de magia sexual. Los amuletos y talismanes amorosos deben ser sahumados con este perfume (*Tratado de Alta Magia*, atribuido a Agrippa).

■ **Clavo de especia** (*Eugenia caryophyllata*). La esencia que se extrae de los mismos se emplea en determinadas operaciones de magia sexual.

■ **Correhuela mayor** (*Calystegia sepium*). La infusión de sus hojas mezclada con vino o licor, constituye una bebida amorosa que tiene la virtud de conservar el amor y la armonía entre los enamorados.

■ **Estramonio** (*Datura stramonium*). Es otra de las plantas que entraban en la composición del ungüento de las brujas para asistir al aquelarre.

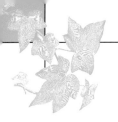

■ **Helenio** (*Inula helenium*). Debe recolectarse en ayunas en la noche de San
Juan, antes de que salga el sol; se hace
secar, se reduce a polvo y se le añade
una pequeña cantidad de ámbar gris.
Métase todo en una bolsita y llévese
encima del corazón durante nueve días.
Pónganse luego estos polvos en contacto con la piel de la persona amada,
o en su comida o bebida sin que lo ad-
vierta, y se despertará en ella un amor
irresistible hacia quien ha hecho la operación descrita (*El pequeño Alberto*).

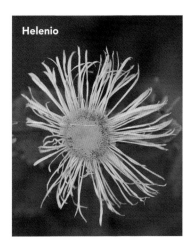

Helenio

■ **Mandrágora** (*Mandragora autumnalis*). Es una de las más antiguas y
prestigiosas plantas mágicas, pues ya en la Biblia leemos: «Salió Rubén
al tiempo de la siega del trigo y halló en el campo unas mandrágoras
y se las trajo a Lía, su madre, y dijo Raquel a Lía: «Dame por favor de
las mandrágoras de tu hijo". Lía le contestó: «¿Te parece poco todavía
haberme quitado el marido, que quieres quitarme también las mandrágoras de mi hijo?».

Y le dijo Raquel: «Mira, que duerma esta noche contigo a cambio de
las mandrágoras de tu hijo». Vino Jacob del campo por la tarde y sa-
liéndole Lía al encuentro le dijo: «Entra a mí, pues te he comprado por
unas mandrágoras de mi hijo». Y durmió con ella Jacob aquella noche,
y oyó Yavé a Lía que concibió y parió a Jacob, su quinto hijo». (*Génesis
30, 14-17*).

Se afirma que los mejores ejemplares de esta planta nacen en los pa-
tíbulos del semen de los ahorcados, que segundos antes de morir entran
en erección y eyaculan, es por ello que se le atribuyen tantas virtudes
afrodisíacas, fecundantes y diabólicas.

En el siglo I, Josephus Flavus dice: «Arrancar la mandrágora es empre-
sa ardua, porque se adueña de quienes se acercan a ella, salvo si antes
ha sido rociada con orina de mujer o sangre menstrua. Pero aun entonces
es bien cierto que basta tocarla para morir... Hay que desenterrar la raíz
todo en derredor hasta que sólo una pequeña parte de la misma permanece invisible.

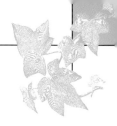

Entonces, se ata un perro a la raíz, y cuando el perro tira de ella para seguir a toda prisa a quien le ató, arranca la mandrágora, pero muere allí mismo, como víctima propiciatoria o representativa, con la cual se conforma la planta. Hecho esto, ya no existe peligro alguno». (Flavus, *De la bello judaico*).

«Echa una raíz de casi un codo de larga, que en la mandrágora blanca llaman morion, y tiene las hojas de un color blanquecino, parecidas a las de la hierba de la paciencia. Los que la cogen –añade– procuran que el viento no les venga de cara, y, con una espada describen tres círculos en torno a ella antes de arrancarla, lo cual realizan mirando a Poniente.» (*Plinio*).

Todas las supersticiones relativas a la mandrágora se remontan a tiempos antiquísimos y llegaron a Europa desde el Próximo Oriente. Era creencia general que a los afortunados poseedores de esta raíz los hacía invencibles en las lides amatorias. Como ejemplo, veamos una curiosa receta:

«Para hacerse amar de una bella hay que arrancar la mandrágora y colocarla con habilidad, sin que nadie llegue a sospecharlo, debajo del libro de los Evangelios y dejar que digan la misa con él.»

■ **Manzana** (*Pyrus malus*). Existe el secreto que los sabios cabalistas llaman «manzanas de amor» que se practica de la siguiente manera:

«Un viernes por la mañana antes de que salga el sol iréis a un manzanar y escogeréis la manzana más bella que veáis. Luego escribiréis con vuestra sangre y en una misma línea vuestro nombre y apellidos en un trozo de papel blanco, y en la línea siguiente el nombre y apellidos de la persona que deseáis os ame.

Previamente debéis conseguir tres de sus cabellos que juntaréis con tres de los vuestros, de los que os serviréis para atar el trozo de papel con los nombres junto con otro al que habréis escrito, también con vuestra sangre, la palabra Scheva. Partiréis la manzana en dos, sacaréis el corazón con las pepitas y en su lugar pondréis los papeles atados con los cabellos y con dos palitos puntiagudos de mirto verde, volveréis a cerrar cuidadosamente la manzana y la haréis secar al horno, hasta que se vuelva dura y seca, como las manzanas secas de cuaresma. La envolveréis con hojas de laurel y trataréis de esconderla en la cabecera del lecho de la persona amada, y al poco tiempo os dará pruebas de su amor. (*El pequeño Alberto*)

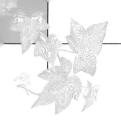

■ **Mejorana** (*Origanum majorana*). Para lograr que una muchacha baile en camisa, tomad mejorana, tornillo, verbena, hojas de mirto, tres hojas de nogal y tres pequeñas cepas de hinojo; todo ello deberá recolectarse la noche de San Juan antes de que salga el sol. Hay que hacerlo secar todo a la sombra, pulverizarlo y tamizarlo a través de una tela de seda. Cuando quiera gastarse esta divertida broma hay que soplar el polvo en el aire en dirección a la muchacha para que lo respire, y el efecto será inmediato. (*El pequeño Alberto*).

■ **Mercurial** (*Marcurialis annua*). «Las hojas de la mercurial hembra, según parece, majadas, bebidas y aplicadas a la natura de la mujer, después de su natural purgación, hacen que conciba hembra; y las del macho, administradas de la mesma manera, son causa de que se engendre varón». (Dioscórides).

■ **Mirto** (*Myrtus communis*). Es una planta consagrada a Venus; se deseca, tritura y se mezcla con ramas de ciprés, también secas y trituradas; se queman en un braserillo y al producirse la llama se echa un poco de

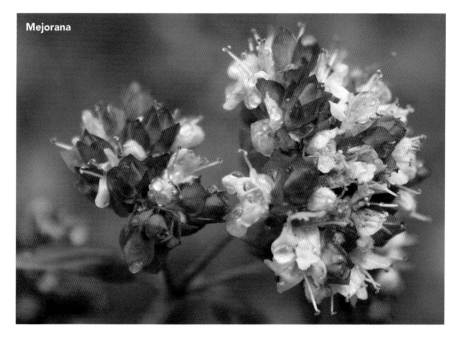

Mejorana

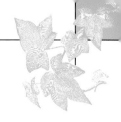

incienso macho; así se obtienen unos perfumes mágicos de gran valor. Se emplea en diversas operaciones de magia sexual.

■ **Narciso** (*Narcissus pseudo-narcissus*). Llevando consigo un bulbo de narciso se atrae la amistad y el amor de las vírgenes.

■ **Rosa de Jericó** (*Rosa hiericontea*). Está muy extendida en tierras de Provenza la creencia de que si una mujer embarazada coloca una rosa de Jericó en un vaso lleno de agua de lluvia y la flor se despliega con lozanía será señal cierta de un parto feliz. (*Thiers: Traité des Superstitions*).

■ **Verbena** (*Verbena officinalis*). Sus flores, mezcladas con semillas de peonía, curan la debilidad senil. (Van Helmont, *De la Magnetica Vulnerum*).

Convierte en buen amante porque su jugo crea mucha esperma. Además, quien la lleve encima será vigoroso en el coito, a condición de que no lleve ninguna otra hierba encima. (*Alberto Magno*).

Si se desea procurar alegría y diversión en un convite, se toman cuatro hojas de verbena que se echan en el vino con el cual se regará el lugar donde deba celebrarse el festín; todos los invitados parecerán alegres y felices. (*Alberto Magno*).

Quien quiera hacerse amar de un hombre o una mujer, debe frotarse las manos con jugo de verbena y de inmediato deberá tocar a aquella persona a la que se quiere enamorar. (*Alberto Magno*).

Tres viernes, a las ocho de la mañana, el que desee hacerse amar se colocará ante una verbena y dará tres vueltas en torno a ella marchando a reculones; la bendecirá con la mano izquierda, y luego, cogiéndola, dirá estas palabras: «O pega verbena, o pega, o pega, Lucía verbena, Lucía, o Luna, Luna». Después reducirá a polvo la verbena mientras dice: «Yo te conjuro en nombre de Venus y de Cupido, del Sol y la Luna, que aquella que yo tocaré no pueda amar a nadie más y que me ama como a sí misma».

Después, tocando a la chica y en latín pronunciará estas palabras: «Oye hija (aquí el nombre de ella) acerca tu oído y olvida tu pueblo y la casa paterna y sígueme». En latín: *Audi filia* (aquí el nombre de ella) *et inclina aurem tuam et obliviscere populum tuum et domum patris et seque re me.* (De un antiguo manuscrito procedente de Bretaña y recopilado por L. F. Sauvé)

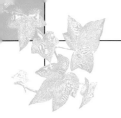

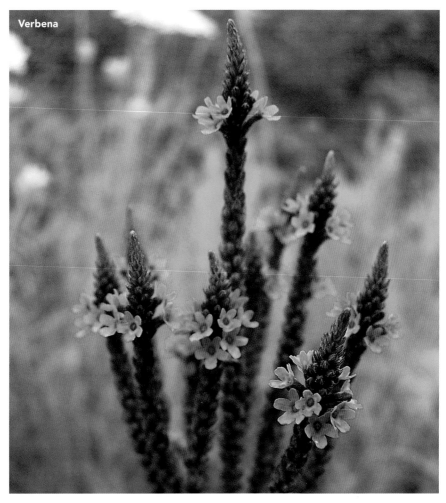

Verbena

■ **Vincapervinca** (*Vinca minor*). Se dejan en infusión durante diez minutos 5 g de hojas de vincapervinca; luego se magnetiza el agua pidiendo mentalmente que dicha agua tenga la virtud de mantener la fidelidad conyugal a quien beba de ella.

Cuando la noche de San Andrés, una muchacha echa en un cubo de agua un par de hojas de vincapervica, si al amanecer del día siguiente nadaran acopladitas, será señal de casamiento antes de un año. (Marzell, *Wörterbuch der deutschen Pfanzennamen*).

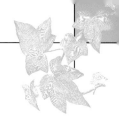

4. Plantas medicinales en casa

En la terraza, en el jardín o en el balcón. El cultivo de plantas medicinales es sencillo y económico: la mayoría de especies son de tamaño reducido, ocupan poco espacio y ofrecen muchos beneficios.

Imagina abrir la ventana o la terraza y recibir un fragante aroma a espliego, romero, cilantro o albahaca. ¿Por qué no? Tú decides las plantas que quieres cultivar, ya sea para uso medicinal, culinario o ambas cosas. De esta forma, siempre tendrás ejemplares frescos (recuerda que los principios activos de las plantas medicinales son más potentes si se consume la planta fresca) y de primera calidad.

En el jardín

Antes de empezar a cultivar plantas medicinales en tu jardín, elige bien el lugar (sombrío o soleado, húmedo o seco) dependiendo del tipo de especies que quieras plantar. La mayoría de estas hierbas suelen presentar cierto desaliño una vez plantadas. Así que si quieres darle un aspecto estético y ordenado a tu rincón medicinal, será mejor que optes por diseños formales, a base de parterres cuadrados, rectangulares, circulares Aunque un estilo más silvestre, que es conocido como «permacultivo» también puede funcionar muy bien. Todo depende de cómo combines las plantas.

La mayoría de plantas medicinales no son demasiados exigentes en cuanto al suelo. Pueden vivir y florecer en suelos malos y pobres, siempre que el drenaje sea bueno, ya que son plantas sensibles al exceso de agua en suelo. Puedes hacerlo en cualquier época del año, siempre que evites los días de mayor calor del verano y los días más fríos del invierno.

Labra el terreno a una profundidad de unos 25 cm de profundidad para dejarlo suelto y mullido. En el momento de plantar añade abono orgánico (mantillo, turba, estiércol, etc.), especialmente si tu suelo es pobre en nutrientes minerales o si el terreno es muy arenoso o excesivamente arcilloso.

En casa

Si vives en una zona donde el invierno es muy crudo y abundan las heladas, puedes optar por cultivar las plantas en el interior de casa. Si plantas en una maceta, jardinera o cualquier contenedor, pon grava, piedrecitas o trozos de cerámica en el fondo y rellena con sustrato de buena calidad.

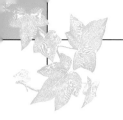

Un lugar ideal para cultivar tus pequeñas plantas medicinales es en la ventana de la cocina o en el interior, dependiendo del espacio disponible. De esta forma las tendrás siempre a mano a la hora de preparar tus infusiones o recoger ramilletes para aderezar tus recetas.

Las hierbas culinarias por excelencia son: albahaca, laurel, menta, orégano, perejil, romero, salvia, tomillo, melisa y otras como mejorana, hisopo, lavanda, cebollino El cultivo en interior requiere más cuidados que en la tierra de jardín pero no es complicado si nos aseguramos de lo que necesita cada ejemplar.

Piensa que las plantas necesitan luz (cuanta más mejor, aunque evitando el sol directo), así que si tu cocina es más bien oscura puede que no sea buena idea plantarlas ahí. Mantenlas siempre alejadas de las fuentes de calor (horno, fogones) y en general de la calefacción. En general, es mejor que pasen parte del año en el exterior y que vuelvas a meterlas dentro cuando lleguen los primeros fríos.

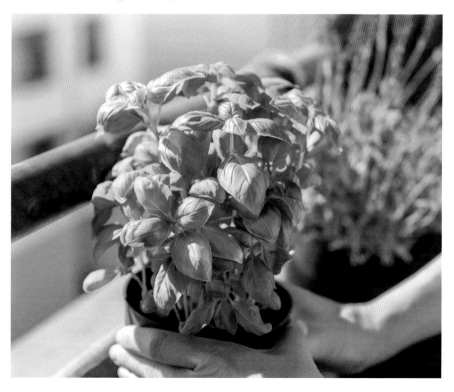

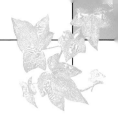

Algunos cuidados

■ **Luz.** Busca una ubicación con mucha luz, al menos, 4 o 6 horas de sol al día, como el alféizar de una ventana. Si las cultivas en interior, que sea un sitio muy luminoso.

■ **Riego.** A la mayoría de plantas medicinales no les gusta el exceso de agua. Piensa que muchas de ellas son originarias del clima mediterráneo y necesitan poca agua para vivir. Ten en cuenta que si las plantas están en maceta necesitarán algo más de agua que directamente en la tierra del jardín.

■ **Abono.** Durante la etapa de desarrollo, la mayoría de plantas medicinales requieren ser abonadas una vez cada 15 días. Añade por ejemplo, abono líquido disuelto en la regadera (1 vez al mes). También es bueno cambiar los 3-4 primeros cm de sustrato de la maceta por tierra nueva.

■ **Poda.** En el caso de cultivar plantas medicinales perennes, conviene podarlas al final de la temporada para que renueven sus tallos cada año y no se vuelvan leñosas. Pasados algunos años, aunque las hayamos podado, será preciso arrancarlas y plantar otras nuevas.

■ **Esquejes.** Muchas plantas medicinales son anuales, es decir, que es necesario renovarlas año a año. Esto puede hacerse por esquejes o plantando nuevas semillas. Para el esquejado, toma esquejes de unos 8-10 centímetros, cortando justo por debajo de un nudo. Al mes más o menos habrán echado raíces y pueden trasplantarse a macetas individuales o a una jardinera con varias especies de aromáticas.

■ **Recolección y conservación.** El mejor momento para hacerlo es justo antes de la floración. Es en este momento cuando los aceites esenciales y el aroma de las plantas están en su mayor concentración. Si quieres utilizarlas para tus recetas, también es el mejor momento pues su sabor es mucho más intenso. Pero si prefieres conservarlas para usarlas más adelante, lo mejor es optar por el método de secado. Hazlo atándolas y colgándolas en ramilletes boca abajo o bien, extendiéndolas sobre un papel en un estante, ya sean hojas, flores o pétalos. El lugar debe ser ventilado y cálido (la temperatura ideal es 21-27 °C). Así tardará de 2 a 8 días en secarse. Una vez secas, lo mejor es guardarlas en tarros herméticos hasta su uso.

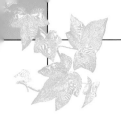

Si quieres cultivar...

■ **Albahaca.** Plantar a pleno sol o a media sombra. Muy sensible a las heladas. Riego abundante.

■ **Eneldo.** Escoger un lugar soleado, bien drenado y preocúpate de mantener el suelo húmedo, especialmente en días secos. Necesita un riego regular. Estragón. Plantar a pleno sol y evitar el exceso de agua. En zonas de heladas, mejor tapar las hojas para protegerlas.

■ **Laurel.** Conviene plantar los árboles jóvenes en primavera; prefieren un suelo rico, bien drenado y un lugar resguardado y con sol.

■ **Lavanda.** Buscar un emplazamiento soleado y cálido, mejor calcáreo. Conviene realizar una poda suave en primavera.

■ **Mejorana.** Necesita un lugar soleado y no soporta el frío extremo. Se riega cuando el suelo está seco.

■ **Melisa.** Se adapta a cualquier tipo de suelo, aunque lo prefiere fértil y permeable, exposición soleada, pero con algo de sombra en regiones de verano muy cálido. Tolera bien los periodos de sequía y apenas se debe regar durante el invierno.

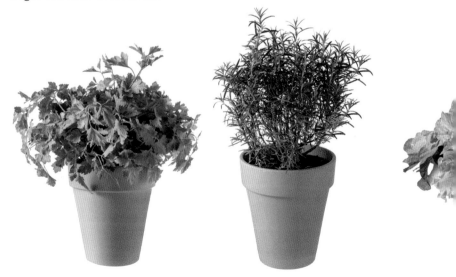

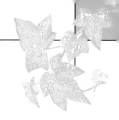

■ **Menta.** Requiere una atención constante en el riego ya que éste deberá ser abundante (al menos una vez cada dos días) con el fin de mantener constantemente el sustrato húmedo.

■ **Orégano.** Prefiere los lugares muy soleados y un suelo bien drenado.

■ **Romero.** Su cultivo en maceta es muy sencillo y agradecido. No es muy exigente: sólo necesita sol y suelos secos.

■ **Ruda.** Plantar en terrenos semisoleados y protegerla del exceso de frío y viento. Regar en abundancia.

■ **Salvia.** Soporta bien la sombra, aunque prefiere situaciones a pleno sol. Soporta la sequía y no requiere riegos abundantes.

■ **Tomillo.** Se puede cultivar en interiores, cerca de una ventana con mucha luz. Riegos escasos, el exceso de humedad le es muy perjudicial, aunque de manera más abundante en la época del año en la que hace más calor.

Y recuerda: a la mayoría de plantas medicinales ¡no les gusta el exceso de agua!

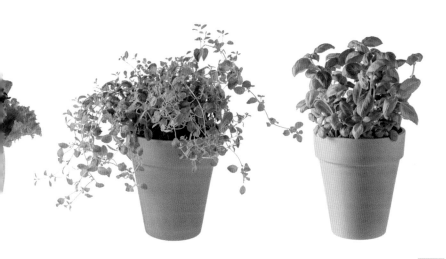

En la misma editorial:

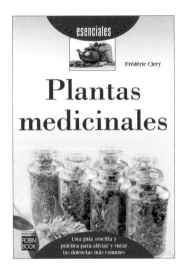

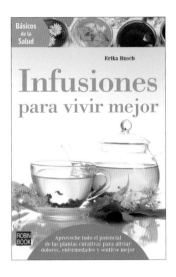

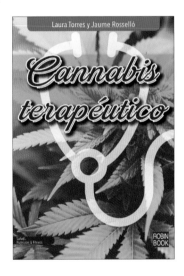

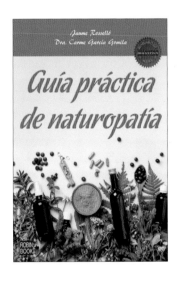

Puedes visitar nuestra página web
www.redbookediciones.com
para ver todos nuestros libros:

Puedes seguirnos en:

 redbook_ediciones

 @Redbook_Ed

 @RedbookEdiciones